Alys Robi

Un long cri dans la nuit

5 années à l'asile

Propos recueillis par Claude Leclerc

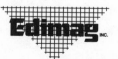

1880, rue Sainte-Catherine est, suite 2
Montréal, Québec H2K 2H5
Tél.: (514) 522-2244

Éditeur: Pierre Nadeau

Production: Annie Tonneau

Photo de la couverture: R.L. Gilbert,
Toronto

Maquette de la couverture: Scriptum Communication

Mise en pages: Iris Communication,
Saints-Anges, Beauce

Collaboration spéciale: Idée-Bec

Photos intérieures: Proviennent de la collection personnelle
de l'auteure.

Promotion: Michel Corriveau

Distribution: Québec-Livres
Une division de Groupe Quebecor
4435, boulevard des Grandes Prairies
Saint-Léonard, Qc H1R 3N4
Tél.: (514) 327-6900

Dépôt légal: quatrième trimestre 1990
Bibliothèque nationale du Québec
Bibliothèque nationale du Canada

Je dédie mon livre
au malade mental,
avec mes voeux sincères
de guérison totale.

Lady Alys Robi

PROLOGUE

Tout s'est passé si vite! Alors que j'étais au sommet d'une carrière internationale qui allait m'ouvrir toutes grandes les portes d'Hollywood, il y a eu ce terrible accident!

C'est alors que tout a basculé. Mon ascension vers les étoiles a pris fin abruptement et je me suis retrouvée au royaume des ombres. Tout se bouscule dans ma tête. Il me semble que je n'ai rien de commun avec ces êtres sans vie et sans âme qui rôdent autour de moi.

«La petite Alice» se sent étrangère dans cet univers où le réel et l'irréel se côtoient sans vergogne. Le monde de l'enfance a fait place à celui des adultes, sans que je puisse vraiment m'adapter. La grande Alys, la star qui rêvait d'atteindre de nouveaux sommets, s'est effondrée sous la pression.

Je me sens si seule... si effrayée! Il me semble que la foule se presse devant ma petite cellule. Je sens peser sur moi des regards haineux. Mais je dois survivre. Il faut mener ce long combat qui me redonnera l'espoir et la dignité. Je dois garder au fond de moi ce désir de vaincre la maladie qui s'est installée sournoisement au plus profond de mon être.

Malgré la peur et le désespoir, je sais qu'une petite lumière qui brille au bout de ce tunnel m'a guidée, en pleine nuit, alors que j'étais inconsciente, au royaume des fous.

L'angoisse est devenue ma compagne de tous les jours. Je sens au plus profond de moi monter l'envie de hurler mon indignation d'être là. Mais je dois me contrôler. Ma vie à Saint-Michel-Archange m'a arrachée à ma carrière, à ma famille, à mes amis, à mon public. J'ai tout perdu et je n'aurai pas assez de toute une vie pour effacer ces années d'enfer.

Papa, aide-moi! Ta petite Alice n'est plus au Pays des merveilles. Elle erre solitaire au milieu des ombres... Ma vie s'est transformée en un long cri dans la nuit... Une nuit interminable et remplie de cauchemars. Je dois retourner dans mon passé pour y découvrir la clé de ma délivrance. La source du mal se trouve, sans doute, quelque part dans la tête de cette petite fille qui avait pourtant de si grands rêves...

PREMIÈRE PARTIE

L'ASCENSION VERS LES ÉTOILES

1

LA PETITE FILLE
QUI CHANTAIT
AVEC SA POUPÉE

– Papa ! Papa ! Ils m'aiment...

Mon coeur avait chaviré comme à chaque fois que les applaudissements venaient souligner l'appréciation que le public manifestait à l'égard de la petite Alice Robitaille.

Née le 3 février 1923, j'avais à peine cinq ans quand mon père a commencé à m'inscrire pour participer aux divers concours d'amateurs qui avaient lieu dans la ville de Québec. C'est lui qui, le premier, a cru en mon potentiel de chanteuse. Il était si fier de sa petite Alice qu'il a su me donner confiance en moi.

Grâce à sa détermination et à sa foi inébranlable en mon talent, j'ai pu très tôt faire ma place dans un milieu où la compétition est souvent féroce. C'est lui qui prit la décision, en 1928, de me faire participer au concours organisé par Catelli. Ce concours, qui se déroulait à la grandeur du Québec, recevait à l'époque une excellente couverture publicitaire. Il servait de rampe de lancement à de nombreux jeunes artistes en herbe qui sont devenus plus tard de grandes vedettes au Québec.

Comme mon père l'avait prévu, je remportai aisément le premier prix. Ses efforts autant que les miens avaient été récompensés. Les longues heures que nous avions mises

ensemble à choisir des chansons qui convenaient à mon âge,
à les répéter, à les mettre en scène, trouvaient dans ce premier
prix du concours Catelli toutes leurs justifications.

Plus enthousiaste que moi, et surtout plus conscient de
mon potentiel, mon père redoubla d'ardeur et multiplia les
occasions de me faire monter sur scène. Concours d'amateurs,
galas de charité, tout était prétexte pour me faire connaître à
un public de plus en plus large. À chaque nouveau succès, les
yeux de mon père s'agrandissaient de bonheur et de fierté.

– Vois comme ils t'aiment, ma petite Alice! Regarde
tous ces sourires. Tes chansons apportent aux gens un peu de
joie et leur font oublier, pour un moment, leurs soucis.

Il faut dire que nous étions en pleine crise économique
et que personne ne roulait sur l'or. Si, dans notre famille, nous
avions la chance de pouvoir manger à notre faim, ce n'était
pas le cas pour plusieurs personnes de notre entourage.

Pour nous nourrir et nous permettre de vivre convena-
blement, papa n'hésita pas à arrondir ses fins de mois en
devenant lutteur professionnel. Déjà pompier de la ville de
Québec, il réussissait avec ses deux métiers à «joindre les
deux bouts».

Ma mère, comme la majorité des femmes mariées de
l'époque, consacrait toute sa vie et toutes ses énergies à élever
sa petite famille. Plus discrète que mon père, elle n'en suivait
pas moins avec beaucoup d'attention toutes les étapes de ma
jeune carrière. C'est à elle que je dois le goût de la perfection
et des choses bien faites. C'était une femme minutieuse qui
avait les deux pieds sur terre. Elle n'hésitait pas, à l'occasion,
à ramener mon père à la réalité, lorsqu'il se laissait emporter
par son enthousiasme.

– C'est bien beau la carrière artistique, mais Alice doit aussi consacrer du temps à ses études. Il faut qu'elle termine ses devoirs avant d'aller apprendre de nouvelles chansons.

J'étais d'accord avec ma mère, car j'aimais beaucoup l'école et je m'appliquais afin de bien réussir en classe. Ce désir d'être la première partout ajoutait de la pression sur mes épaules... trop de pression peut-être, et surtout trop de responsabilités pour une enfant de mon âge.

Alors que les autres petites filles trouvaient du temps pour s'amuser et profiter de leur enfance, moi je consacrais tous mes temps libres à me perfectionner. J'apprenais sans cesse de nouvelles chansons pour élargir mon répertoire. Qu'il suffise de mentionner *Les Roses blanches*, *Quand on s'aime bien tous les deux*, *Je n'ai qu'une maman c'est toi* et *La Berceuse de Jocelyn*.

Je chantais cette dernière en berçant ma poupée... Poupée que j'ai toujours d'ailleurs et qui, avec sa tête brisée, son oeil crevé et ses cheveux arrachés, témoigne de ma propre «brisure». Comment aurais-je pu prévoir, alors, que mon ascension vers les étoiles se faisait trop rapidement et minait irrémédiablement ma santé, autant morale que physique ?

Encore enfant, j'évoluais dans un univers dont je n'avais déjà plus le contrôle. Cours de solfège à l'École préparatoire de musique, puis sous la direction des soeurs Sainte-Cécile et Sainte-Marie-Maxime de la Congrégation Notre-Dame, cours de chant avec Juliette Croteau, avec maître Tavara et chez Jean Riddez, le père de Mia. À cela s'ajoutaient des cours de ballet et de diction.

Je faisais des progrès remarquables et j'étais de plus en plus sollicitée pour des spectacles. Tout en continuant à remporter de nombreux concours d'amateurs, je chantais aussi à l'Arlequin, aux théâtres Princesse et Impérial, passant ainsi, sans trop m'en rendre compte, au statut semi-professionnel.

La passion de réussir ma carrière et celle de plaire à mon public faisaient maintenant partie intégrante de ma vie. J'allais avoir dix ans et je vivais déjà à un rythme effréné. J'étais trop occupée pour prendre le temps de m'arrêter un peu et de profiter de la fin de mon enfance. Plus tard, j'aurais à regretter amèrement d'avoir ainsi hypothéqué sans discernement mes   réserves d'énergie. Le tourbillon artistique m'emportait désormais dans une tourmente incontrôlable.

Ma mère m'observait en silence, toujours très prise par son labeur quotidien. Mon père continuait, quant à lui, à s'enivrer de mes propres succès. Il concevait pour moi mille projets et sa tête fourmillait d'idées pour me permettre de faire évoluer ma carrière déjà prometteuse.

Il porta le grand coup, en m'inscrivant au fameux concours d'amateurs du Major Bowes. Ce concours, qui se tenait dans toutes les grandes villes américaines, avait été étendu à certaines villes canadiennes, dont celle de Québec.

Encore une fois, je travaillai très fort pour offrir une performance qui sortait de l'ordinaire. Je raflai le premier prix pour la ville de Québec. Cette victoire était d'autant plus importante que j'avais participé au concours du Major Bowes aux côtés de jeunes artistes américains parmi lesquels figurait Frank Sinatra qui allait devenir la superstar internationale que l'on connaît.

Je commençais d'ailleurs à côtoyer régulièrement des vedettes locales et internationales. C'est à cette époque que je me suis liée d'amitié avec le jeune Sammy Davis Jr. Il donnait lui aussi des spectacles à l'Arlequin en compagnie de son père et de son oncle. Nous avions à peu près le même âge et nous ne tardâmes pas à devenir de bons amis. Il n'hésita pas à me donner de précieux conseils sur la danse à claquettes. C'est ainsi que nous nous retrouvions très souvent, entre les spectacles, derrière le théâtre Arlequin. Nous dansions dans la rue Notre-Dame-des-Anges. Sammy me montrait de nouveaux pas de danse. Je ne savais pas alors que ce jeune danseur noir allait devenir l'une des plus grandes stars du showbiz américain.

Toujours menée par la soif de tout connaître, je ne perdais jamais une occasion de m'instruire et d'apprendre les rudiments d'un métier qui me passionnait au plus haut point. Je profitais aussi du fait que de nombreux artistes venaient à Québec se produire à l'Arlequin, dans des tournées de burlesque, pour m'initier au monde fascinant de la comédie.

J'étais gâtée et j'avais des maîtres extraordinaires qui avaient pour nom Olivier Guimond père, Juliette et Arthur Pétry, Rose «La Poune» Ouellette, Jean Grimaldi et tant d'autres. À leur contact, je sus de façon définitive que je serais, un jour, une artiste qui consacrerait sa vie à son art. Mon destin était donc tout tracé.

Papa n'avait plus à me répéter que la vie d'artiste était merveilleuse et qu'elle m'apporterait de grandes joies. J'en étais convaincue. Je ne savais cependant pas encore qu'elle me causerait aussi de grandes peines. J'avais treize ans et il me semblait que ma jeunesse et ma détermination allaient m'ouvrir toutes les portes.

J'avais séduit le public de la ville de Québec, il me fallait maintenant conquérir le reste de la province. À cette époque, je n'osais pas encore rêver à des frontières plus lointaines.

2

LE DÉPART
POUR MONTRÉAL

Convaincue d'avoir, à treize ans, la maturité nécessaire, je voulais prendre mon destin en main et voler de mes propres ailes. Il me semblait alors que j'avais fait le tour de tout ce qu'il y avait à voir, à apprendre et à faire à Québec, sur le plan professionnel. Je voulais aller encore plus loin, me dépasser, atteindre de nouveaux sommets et surtout découvrir de nouveaux horizons, plus larges et plus prometteurs.

Ma soif de dépassement, mon désir de faire le grand saut à Montréal pour donner un nouvel élan à ma jeune carrière me donna l'audace de parler d'abord à ma mère puis au reste de la famille. Compréhensive et pesant soigneusement le pour et le contre, ma mère accepta sans trop se faire prier de laisser partir sa petite fille. Les hésitations vinrent plutôt de mes tantes, un peu de mon père et surtout de mon frère Paul-Émile qui, lui, me trouvait définitivement trop jeune pour aller vivre seule à Montréal.

Malgré tous les arguments pour me convaincre de reporter à plus tard mon départ pour la métropole, je n'en démordais pas. Devant ma détermination, on convoqua un conseil de famille. Je dus être particulièrement convaincante puisqu'à la fin de la réunion, j'avais obtenu le consentement unanime de ceux qui avaient participé aux discussions.

Dans leur décision de me laisser partir, mes parents avaient tenu compte du fait que j'avais appris très jeune à avoir le sens des responsabilités. Personne ne doutait dans mon entourage immédiat que j'étais une jeune fille extrêmement sérieuse, qui avait une tête sur les épaules et qui savait ce qu'elle voulait faire dans la vie.

Je me montrais si sûre de moi et je cachais tellement bien l'adolescente qui sommeillait encore en moi que personne n'osa s'opposer à mes projets. Ils croyaient tous que j'avais le talent pour réussir à Montréal et ils se rendaient bien compte que j'avais atteint une étape de ma carrière où il fallait que je sorte de l'encadrement trop restreint qui m'empêchait désormais de m'épanouir véritablement.

Était-ce la peur que mes parents changent d'idée ou encore l'excitation de relever un nouveau défi ? Toujours est-il qu'une fois assurée de l'accord de ma famille, je précipitai les événements. Je n'avais pas de temps à perdre. Mon destin devait s'accomplir. Je préparai ma valise en toute hâte, avec une fébrilité que je ne me connaissais pas.

Des sentiments contradictoires se bousculaient dans ma tête. J'étais heureuse de partir mais, en même temps, je me rendais compte que ce départ marquait une première déchirure avec mon passé.

J'allais quitter l'univers rassurant et chaleureux du cocon familial et me retrouver seule dans une grande ville, sans parents, sans amis. Une certaine angoisse m'étreignait devant l'ampleur du défi, mais je n'avais pas vraiment le choix. Rester à Québec aurait signifié, à court ou à moyen terme, la fin d'une véritable carrière professionnelle de chanteuse.

Je ne devais pas hésiter, ni perdre de temps. Avec pour toute richesse et tout bagage deux dollars en poche et une boîte en carton qui me servait de valise et qui contenait quelques vêtements et mes précieuses feuilles de musique, je pris le train de nuit.

Encore la nuit... le mystère de la nuit qui enveloppe tout et qui transforme les êtres et les choses pour leur donner un aspect irréel. Que se passait-il dans la tête de cette jeune fille de treize ans qui quittait tout, pour partir à l'aventure et relever le plus grand défi de sa vie?

Les souvenirs s'embrouillent. Les images de la belle ville de Québec si calme et si paisible disparaissent, et ce sont celles de Montréal, à la fois bruyante et grouillante d'activité, qui prennent la place. Je me revois, toute menue, tenant serré contre mon coeur ma petite boîte de carton, mon seul véritable lien avec mon passé.

Mon billet de train, aller seulement, m'avait coûté 1,80 $. Il ne me restait plus en poche qu'un maigre 5 cents lorsque je suis débarquée à la gare de Montréal, le matin à 8 heures, après avoir voyagé toute la nuit.

Quelle agitation ! Que de gens autour de moi ! Je me sentais étourdie par tant d'activité. Je me sentais nerveuse aussi. Même si je n'avais pas pu fermer l'oeil de la nuit, je n'avais aucunement sommeil. En fait, j'étais beaucoup trop survoltée pour penser à me reposer. J'avais tant de choses à faire.

Il faut dire que j'avais raconté un petit mensonge à mes parents, en leur faisant croire que des gens m'attendaient à Montréal et que tout avait été organisé pour m'assurer un gîte et me permettre d'établir de premiers contacts pour chercher du travail. J'avais menti pour les rassurer et leur arracher leur consentement. S'ils avaient su que j'arrivais seule à Montréal sans rien de vraiment concret devant moi, ils ne m'auraient jamais laissé partir. Ils aimaient trop leur petite Alice pour la laisser sans ressource dans la grande jungle montréalaise.

À Québec, je m'étais montrée frondeuse, mais ici dans la métropole agitée, sans presque un sou en poche, j'étais moins brave. Mon seul espoir c'était que la célèbre madame Rose «La Poune» Ouellette se souvienne de ce qu'elle m'avait proposé lors de son dernier voyage à Québec.

- Si tu décides de venir faire carrière à Montréal, viens me voir au théâtre National, m'avait-elle dit, j'aurai du travail pour toi.

Cette chère madame Ouellette pouvait-elle prévoir que je débarquerais à Montréal quelques mois plus tard pour venir la relancer et lui rappeler son offre? Il fallait espérer que oui, car elle était mon unique ressource.

Après m'être informée auprès d'un gentil porteur noir qui travaillait à la gare, j'ai pris le premier tramway en direction du théâtre National. Mon passage avait coûté 5 cents. Il ne me restait plus rien en poche. Mon coeur se serra lorsque je vis la devanture du théâtre. La petite fille en moi n'en revenait pas de voir se matérialiser devant elle l'objet de tous ses rêves, de ses espoirs les plus fous.

J'ai pris mon courage à deux mains et suis entrée au théâtre National sans réfléchir davantage. Il était trop tard pour reculer. Je me dirigeai d'un pas ferme vers la scène où La Poune et madame Juliette Pétrie travaillaient déjà, malgré l'heure matinale.

- Je suis la petite Alice, de Québec, avais-je dit pour qu'on me laisse passer, et je m'en viens chanter dans la troupe...

Sans doute pris au dépourvu par ma voix déterminée et presque insolente, l'homme que j'avais croisé à l'entrée du théâtre me laissa même monter sur la scène. Il n'en fallait pas plus pour que j'interrompe le spectacle.

- Bonjour, madame Ouellette, vous vous rappelez de moi? Je suis «la petite Alice», de Québec.

- Mais que viens-tu faire ici, sur la scène, aujourd'hui? me répondit madame Ouellette.

- Je viens chanter au théâtre National. Regardez, j'ai un beau manteau brun avec un col de fourrure. C'est mon père qui me l'a acheté pour venir à Montréal.

J'avais bousillé leur spectacle avec une naïveté déconcertante. Heureusement que madame Ouellette se souvenait de moi et qu'elle avait pu évaluer mon potentiel de chanteuse lorsque nous avions travaillé ensemble à Québec.

- Enlève ton manteau et chante-nous quelque chose, s'empressa-t-elle de dire.

Elle n'eut pas à me le répéter deux fois. J'avais déjà une feuille de musique en main et je la remis au pianiste. Pendant que je chantais, La Poune essayait de m'enlever mon manteau. Mais je refusais obstinément de m'en départir, pour le plus grand amusement de tous ceux qui assistaient à «mon» spectacle. Chaque fois que La Poune s'approchait, je tentais de l'éloigner en poursuivant imperturbablement ma chanson.

Même si elle ne ratait jamais une occasion de déclencher les rires, madame Ouellette savait se montrer sérieuse quand il le fallait. Une fois que j'eus terminé ma chanson, elle prit quelques secondes de réflexion, puis s'avança vers moi.

- Ça va, je t'engage.

Elle prit ensuite la peine de s'informer sur les circonstances de ma venue à Montréal. Apprenant que je n'avais aucun endroit où dormir, elle m'offrit, sans autre formalité, de loger chez elle.

Voilà, c'était fait. J'allais avoir la chance inouïe de travailler pendant trois ans, avec tous les membres de la troupe du théâtre National. Je pourrais ainsi apprendre mon métier et ajouter de nouvelles cordes à mon arc.

Bien protégée par tous ces adultes qui me traitaient souvent comme leur propre fille, je me rendis compte peu à peu que le milieu artistique devenait ma seconde famille. On ne vit pas pendant trois ans avec une troupe sans que tous ses membres deviennent une partie intégrante de sa vie.

Ce sentiment d'appartenance à un clan était renforcé par le fait qu'après avoir habité un an chez madame Ouellette, je m'étais installée chez madame Nana de Varennes, dont la fille Simone travaillait aussi au théâtre. Même si elle était très sévère, madame de Varennes savait aussi se montrer compréhensive. Pour l'époque, elle avait un esprit assez large, mais n'aurait jamais accepté que je commette des «folies».

Rassuré de me voir ainsi m'épanouir autant sur le plan personnel que professionnel, mon père gardait cependant l'oeil ouvert. Il venait régulièrement à Montréal pour prendre de mes nouvelles et voir où en étaient les choses. Il exigeait aussi que je téléphone souvent à Québec pour les informer, lui et maman, de tout ce que je faisais.

Il se rendait bien compte que j'étais très bien entourée par des gens qui m'aimaient et me respectaient et qui surtout pouvaient m'enrichir sur le plan professionnel, par la qualité de leurs conseils et de leur expérience de travail.

3

MON GRAND AMOUR
POUR OLIVIER

Entre temps, la petite Alice Robitaille était devenue une belle jeune fille de 16 ans qui avait choisi le nom de scène d'Alys Robi. Même si je faisais partie d'une troupe célèbre qui se spécialisait surtout dans la comédie, et que j'avais moi-même à faire un peu de tout dans les spectacles, le public commençait à aimer ma voix et à apprécier mon répertoire. J'avais en effet l'occasion, à chaque représentation, de donner un petit tour de chant qui remportait un bon succès.

C'est ainsi que je me fis remarquer par des gens de la radio et que l'on m'invita à aller chanter à CKAC. C'était très important la radio à cette époque. Il fallait être une vedette et quelqu'un de très populaire pour participer à des émissions radiophoniques. Puis ce fut au tour de Radio-Canada, de CHLT et de CFCF à m'inviter.

Je commençais peu à peu à me faire un nom comme chanteuse et je l'appréciais grandement. Même si j'adorais travailler en équipe avec quelques-uns des plus grands comiques des années trente et quarante, et que j' aimais bien jouer le drame, la comédie et danser, je savais au plus profond de moi-même que ma passion première c'était le chant et que c'est là que je devais concentrer toutes mes énergies.

Malgré tous les succès que je pouvais remporter dans la région de Montréal, autant au théâtre National qu'aux diverses stations de radio, il vint un temps où je dus me faire oublier un peu de la métropole et partir à la conquête de nouveaux publics à travers la province et même au-delà des frontières du Québec.

C'est alors que j'eus la chance de rencontrer Jean Grimaldi et de le suivre dans des tournées qui nous ont menés jusqu'au Nouveau-Brunswick et même en Nouvelle-Angleterre. J'ai pu ainsi connaître de nouveaux artistes et créer de nouveaux liens d'amitié avec Manda, Muriel Millard, Paul Desmarteaux et surtout Olivier Guimond.

Olivier... un être charmant, si sensible sous ses airs comiques. Il était tellement beau à cette époque. Il ressemblait à Jean-Pierre Aumont. Nous étions si timides tous les deux que nous osions à peine nous regarder. Olivier, qui avait une bonne dizaine d'années de plus que moi, multipliait les prétextes pour que nous soyons ensemble le plus souvent possible.

C'était un bon danseur et, comme j'aimais beaucoup la danse moi aussi, nous profitions de nos moments libres pour pratiquer, en coulisse, de nouveaux pas, de nouveaux «steps» comme on disait dans le temps. Puis nous sommes passés peu à peu aux confidences.

Pour moi, c'était nouveau de me confier ainsi. Même si j'avais toujours été très entourée dans la troupe du théâtre National, j'hésitais à m'ouvrir aux gens. Je gardais mes distances et, malgré des échanges chaleureux avec les autres, je parlais peu de moi, de mes rêves, de mes ambitions...

Olivier savait si bien écouter et une telle lueur brillait dans ses yeux lorsque nous échangions nos petits secrets que j'eus immédiatement confiance en lui. J'arrivais cependant mal à discerner les sentiments que j'éprouvais réellement pour lui. Malgré mes 17 ans, je n'avais jamais été amoureuse. Soit par manque de temps ou tout simplement parce que je n'avais pas encore trouvé l'homme idéal, je n'avais pas encore connu le grand amour.

Les jours passaient et la tournée se poursuivait avec succès pour chacun de nous. Nous nous voyions de plus en plus souvent, mais notre relation demeurait amicale, sans plus. Mais un jour que nous étions au Nouveau-Brunswick, dans la belle région de Salmon Beach, je décidai de profiter d'une fin d'après-midi chaude et ensoleillée pour me baigner. Par un heureux hasard (c'est du moins ce qu'il m'a toujours affirmé), Olivier avait eu la même idée que moi. Nous nous étions donc retrouvés, loin des autres membres de la troupe, dans un décor enchanteur qui se prêtait bien à la romance.

Quelques rires un peu gênés vinrent d'abord saluer cette intimité non provoquée. Une nouvelle complicité apparut bientôt dans nos sourires. Était-ce le soleil couchant qui avait donné un certain romantisme à notre rencontre fortuite ? Était-ce la chaleur caressante ? Toujours est-il que, ce jour-là, l'amour fut au rendez-vous. J'ai su alors qu'Olivier serait la première grande passion de ma vie.

Nos échanges avaient été cependant très pudiques, en cette belle fin d'après-midi. Nous avions à peine osé nous toucher les mains. Il faut dire que nous étions totalement ignorants, à l'époque, des choses de l'amour. Imaginez-vous que j'avais peur de tomber enceinte si un homme me prenait dans ses bras.

Quand je repense à cette magnifique tournée qui dura six mois, j'en conserve un souvenir impérissable. Il me semble qu'au cours de cet été la vie s'était arrêtée. Je ne sentais plus la pression qui était ma compagne de tous les instants à Montréal. Même si nous travaillions tous très fort dans ce genre de tournée, le climat était très détendu. Et puis, il y avait les nombreuses heures de déplacement entre chaque ville, entre chaque village. Nous avions le temps de parler, d'échanger... d'aimer. J'étais si heureuse. Le vie me semblait tellement belle, tout à coup. L'amour transformait tout.

Olivier était si gentil, si prévenant, si bon pour moi. Grâce à lui, je prenais conscience d'être devenue une jeune femme qui voulait vivre ses émotions et oublier, pour un moment, sa carrière et toutes les obligations qui y étaient rattachées.

Nous avons fait d'autres tournées ensemble et, chaque fois, ce fut le même plaisir renouvelé, le même bonheur, la même joie de vivre, la même passion. Une passion qui dura quatre merveilleuses années au cours desquelles nous avons pris le temps de bien nous connaître et de nous fréquenter dans les formes et les usages du temps. Nous faisions même des projets de mariage.

Je croyais sincèrement, à l'époque, que nous pouvions envisager sérieusement de passer notre vie ensemble. Lorsque nous n'étions pas en tournée, nous habitions, Olivier et moi, la même maison de pension à Montréal et nous ne cessions pas de faire des projets d'avenir. Nos deux carrières marchaient déjà très bien. Nous étions beaux. Nous étions jeunes. Rien ne semblait pouvoir nous empêcher de nous aimer éternellement et de vivre ensemble de longues années de bonheur.

Mais le destin allait en décider autrement. Un contrat exceptionnel, qui allait m'obliger à m'absenter régulièrement du Québec, remit tout en question. Je me souviens de ma discussion avec ce pauvre Olivier comme si c'était hier.

- Alors tu l'as signé ce fameux contrat? me demanda Olivier avec une voix si lasse que j'en eus immédiatement les larmes aux yeux.

- Oui... Je l'ai signé... mais si tu me demandes de rester, je vais l'annuler.

Olivier me regarda avec un sourire triste. Il comprenait à quel point je pouvais souffrir en cette minute. Il savait comment je l'aimais et quel déchirement ce serait pour moi de m'éloigner de lui.

- Tu n'as pas le choix, ma petite Alys. Ta carrière doit passer avant tout. Tu as la chance unique de te faire connaître ailleurs et il faut la saisir sans hésiter.

Une telle générosité me fit fondre en larmes. Alors que j'aurais dû être folle de joie à l'idée de voir ma carrière prendre une dimension nationale (on m'offrait une émission radiophonique hebdomadaire à la CBC de Toronto), je me sentais, au contraire, très malheureuse. Encore une fois, Olivier vint à mon secours.

- Écoute, Alys, quand on a un talent comme le tien... C'est un don de Dieu... Il ne faut pas hésiter à le partager.

Il ne put continuer... Des larmes vinrent mouiller ses beaux grands yeux.

Qu'aurais-je fait s'il m'avait demandé de renoncer à ma carrière par amour pour lui? Il m'arrive aujourd'hui de penser que je serais restée à ses côtés. Qui sait? Nous aurions peut-être pu nous marier, fonder une famille... J'ai beau dire comme la grande Édith Piaf, NON JE NE REGRETTE RIEN, il y aura toujours dans mon coeur une place toute spéciale pour mon cher Olivier.

L'amour... Le véritable amour est une chose si rarissime qu'une rupture laisse toujours des traces au plus profond de soi. La blessure d'amour reste là, pendant de nombreuses années... Lorsqu'on a aimé comme j'ai aimé Olivier et que l'on doit quitter à 20 ans celui qui est l'objet de sa passion, ça ébranle et ça laisse dans un état de terrible solitude.

Me croyant plus forte que je ne l'étais en réalité, je pensais pouvoir surmonter ma peine sans trop de difficulté... Je me trompais... J'avais beau vouloir m'étourdir dans une carrière qui prenait de plus en plus de mon temps et qui drainait toutes mes énergies, un mal sournois commençait lentement à s'installer en moi.

J'allais jouir d'un sursis pendant quelques années encore, ce qui me permettrait d'atteindre de nouveaux sommets, mais le décompte infernal avait débuté. J'aurais, un jour, à payer pour chaque petite joie que j'allais connaître à cette époque.

4

À LA CONQUÊTE
D'UN NOUVEAU PUBLIC

Mes engagements à Toronto m'obligèrent à emménager dans cette grande ville canadienne. Ce nouvel exil marquait une étape importante dans ma carrière, en me faisant connaître du public anglophone.

Ma participation à l'émission radiophonique *Latin American Serenade* devait m'ouvrir bientôt les portes d'une carrière internationale. Plus occupée que jamais, je voyais se multiplier les engagements à la radio et sur scène autant à Toronto qu'à Montréal, où je venais au moins une fois par semaine.

Je chantais à la radio avec les plus grands chefs d'orchestre de l'époque : Don Miguel (*Latin American Serenade*), Lucio Agostini (*Let There Be Music*). J'ai même chanté avec Mart Kenny, auteur de la célèbre chanson *The West A Nest and You*. J'ai fait aussi *Dream Time* et *Happy Gang*, animées par Bert Pearl.

Je développais un répertoire contenant de nombreuses chansons latino-américaines qui semblaient plaire à un auditoire de plus en plus large. Autant à la radio qu'à la scène, on me réclamait constamment ce genre de chansons avec lesquelles je me sentais d'ailleurs très à l'aise.

Je ne refusais aucun contrat. Il m'en fallait toujours plus. Je devais combler le vide de ma vie affective par l'amour du public. Je n'étais vraiment heureuse que lorsque je chantais. J'oubliais alors toutes mes angoisses, toute ma fatigue, tout le stress qui accompagne la dure ascension vers le vedettariat.

Le jour au théâtre et à la radio, le soir et une partie de la nuit dans les cabarets et les super clubs. Le même cycle se répétait sans que je puisse jamais vraiment me relaxer ni profiter un peu de ma jeunesse et de ma gloire.

On me pressait de toute part. Les agents me proposaient des contrats de plus en plus intéressants. Les propriétaires de stations de radio m'invitaient à participer aux émissions les plus populaires de l'époque. Tout allait pour le mieux sur le plan professionnel, alors que, sur le plan personnel, je n'arrivais pas à vivre pleinement ma vie de femme.

Bien sûr, j'eus l'occasion de rencontrer quelques hommes que j'aurais sans doute pu aimer, si je n'avais pas été emportée par la vague de mon succès. Je pense à Lucio Agostini, ce musicien si sensible qui m'a d'abord séduite par la qualité exceptionnelle de son talent. Nous avons vécu ensemble de beaux moments. Malheureusement, notre vie professionnelle nous a séparés. J'ai dû renoncer à cet amour comme j'avais dû renoncer à celui d'Olivier Guimond.

Nous étions tous les deux trop passionnés par nos carrières respectives pour accepter de créer, entre nous, des liens qui auraient pu nous empêcher de nous épanouir sur le plan professionnel. Certains nous jugeront peut-être sévèrement, en disant que l'on doit placer l'amour au-dessus de toutes les contingences matérielles. Je leur donnerais sans doute raison aujourd'hui, mais lorsqu'on dépasse à peine le cap des vingt ans et que l'on gravit les premières marches d'un long escalier qui doit nous mener vers la gloire internationale, on est trop ivre de succès pour bien évaluer toutes ses décisions.

Quand je repense à toutes ces ruptures amoureuses qui ont marqué ma vie, je me dis que si j'avais eu plus de temps pour réfléchir, pour prendre du recul, j'aurais peut-être agi autrement. La vie d'artiste n'est pas toujours facile dans la mesure où le succès nous arrache littéralement de la réalité qui nous entoure. Si l'on ne fait pas attention, on peut perdre contact avec le vrai sens des choses de la vie.

Mais a-t-on vraiment le choix, lorsque l'on décide de faire ce métier et de mettre toutes ses énergies pour réussir là où tant d'autres ont échoué avant nous ? Le succès n'admet pas les demi-mesures. Celui ou celle qui ne se donne pas entièrement à son métier d'artiste ne pourra jamais atteindre le dépassement personnel qui est le seul véritable gage de la réussite.

«Tu dois continuer Alys... Oublie l'amour... Affronte la solitude qui sera ta seule compagne pendant ton ascension vers les étoiles.»

Je me répétais sans cesse ces paroles pour me convaincre que j'avais pris la bonne décision en mettant ma vie personnelle au second plan. Animée d'une volonté inébranlable, je continuais à lutter pour atteindre de nouveaux sommets. Je travaillais, jour après jour, pour me forger un style personnel, pour créer sans cesse de nouvelles chansons et imposer une image de star.

Maintenant vedette à part entière autant en Ontario qu'au Québec, je pensais déjà à la prochaine étape, sans vraiment prendre le temps de souffler. La radio, les spectacles, tout ça ne me suffisait plus; je voulais faire des disques pour rejoindre encore plus de monde et les envoûter par mes chansons.

RCA Victor, l'une des plus prestigieuses compagnies de disques de l'époque, me donna la chance d'endisquer toutes les chansons sud-américaines que je faisais déjà sur scène et à la radio. Le succès fut immédiat. On n'entendait plus que moi à la radio. C'était d'autant plus étonnant qu'à ce moment-là les vedettes québécoises et même canadiennes occupaient fort peu de place dans l'industrie du disque.

Malgré le talent certain de plusieurs de nos artistes locaux, ils arrivaient difficilement à concurrencer sur disque avec les grandes vedettes de la chanson française et américaine. Je fus l'une des premières, avec quelques autres, à m'imposer comme une vedette de premier plan sur disque.

Aujourd'hui, ça semble facile de vendre des disques et de monter au sommet des palmarès, mais dans les années quarante, c'était une tout autre histoire. Le public québécois aimait bien entendre les vedettes québécoises en direct à la radio et aller les voir en spectacle, mais ce même public n'était pas enclin à acheter des disques enregistrés par des artistes de chez nous.

Il faut dire que les grandes maisons de disques en produisaient peu, car les grands patrons hésitaient à investir dans des chanteuses et chanteurs québécois dont le répertoire était surtout composé de succès français et américains. Il y avait peu de matériel original québécois et les interprètes devaient, souvent malgré eux, se rabattre sur des chansons déjà enregistrées par des vedettes françaises et américaines. À choisir, le public québécois préférait acheter les disques des vedettes internationales qui avaient créé ces grands succès. On ne peut lui reprocher d'avoir agi ainsi à une époque où la chanson proprement québécoise était encore balbutiante.

Ma chance, ou plutôt ma force, fut de songer très tôt à me créer un répertoire personnalisé convenant à ma jeunesse et mettant en valeur sur scène mon sens du rythme et la couleur bien particulière de ma voix. J'avais agi encore une fois par instinct et j'avais bien l'intention de poursuivre dans cette direction pour ma carrière sur disque. J'avais su trouver dans les rythmes latino-américains une musique qui me collait vraiment bien à la peau. En interprétant ces airs remplis de dynamisme et de volonté de vivre, j'avais trouvé un véhicule de communication idéal en ces temps de guerre et de privation.

Les gens en avaient assez de souffrir. Ils voulaient oublier les déchirements de voir partir tous ces jeunes hommes qui s'engageaient dans l'armée pour aller défendre outre-mer de grands idéaux. Ils voulaient aussi s'évader de la grisaille des hivers trop longs, de la crise économique qui connaissait ses derniers relents. Les gens qui venaient m'entendre chanter sur scène ou qui m'écoutaient à la radio se laissaient emporter comme moi par les rythmes endiablés venus de ces pays de soleil et de joie de vivre.

Mon public et moi partagions ce même besoin de nous évader en chansons et en musique. Mon sens du *timing* m'avait permis de trouver un style à la fois original et précurseur qui allait bientôt me donner l'occasion de me distinguer sur la scène internationale.

Les premiers disques que j'ai enregistrés l'ont été sur 78 tours. Si mon répertoire était innovateur et lançait une nouvelle mode au Québec, soit celle des chansons sud-américaines, j'arrivais cependant à la fin d'une époque. En effet, les 78 tours allaient bientôt faire place aux disques 33 1/3 tours et aux disques 45 tours. Ça m'amuse de constater qu'au cours de ma longue carrière j'aurai enregistré des 78 tours, des 33 1/3 tours, des 45 tours, puis plus récemment des cassettes et même un disque laser. Les modes d'enregistrement passent, mais les artistes demeurent. Les belles chansons aussi... heureusement.

À partir du milieu des années quarante, j'ai été ce que l'on appelle aujourd'hui «une bonne vendeuse de disques». À l'époque des *juke box*, j'ai même partagé la vedette avec l'immortel Elvis Presley. Comme je maîtrisais très bien l'anglais et l'espagnol, je traduisais et j'adaptais moi-même les chansons que j'enregistrais ensuite sur disques.

Ces traductions ont habitué, peu à peu, les Québécois à acheter des disques enregistrés par des vedettes locales. C'était une étape importante dans l'évolution de la musique québécoise. Moi et quelques autres avons été les précurseurs qui ont ouvert la voie aux grands auteurs-compositeurs québécois qui allaient faire leur apparition à la fin des années cinquante. J'en suis fière et heureuse pour tous les Félix Leclerc, Claude Léveillée, Gilles Vigneault, Jean-Pierre Ferland qui nous ont fait tellement honneur par la suite.

Grâce aux disques, j'eus donc la chance d'élargir mon public et d'assurer une présence plus régulière à la radio puis dans de nombreux foyers québécois, alors que je devais m'absenter de plus en plus souvent du Québec.

Parallèlement, je gardais un contact direct avec mon public en multipliant les spectacles. Comme d'autres vedettes de l'époque (Muriel Millard, Lucille Dumont, Rollande Desormeaux et tant d'autres), je faisais aussi mon effort de guerre. Je me produisais, en effet, fréquemment dans les différentes bases militaires en sillonnant la province.

C'était important pour moi d'apporter un peu de joie et de bonheur à tous ces jeunes hommes qui allaient partir pour la guerre. Je trouvais aussi le temps de faire du bénévolat et j'allais visiter des hôpitaux pour réconforter les malades et leur témoigner un peu d'affection.

Je me rendais compte de la position privilégiée que j'occupais dans la société, grâce à ma popularité et à ma réussite, et je trouvais important de côtoyer ceux et celles qui n'avaient pas ma chance. Encore aujourd'hui, je consacre beaucoup de temps à diverses causes humanitaires en participant à différents galas, levées de fonds et téléthons. L'artiste fait partie intégrante de la société dans laquelle il vit et fait carrière et il doit s'engager le plus activement possible dans la défense des bonnes causes.

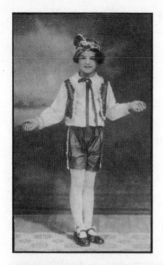
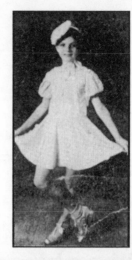

J'étais encore une enfant et je rêvais déjà d'une carrière de chanteuse professionnelle, en interprétant avec conviction «Les Roses Blanches» et «Petit Papa Noël».

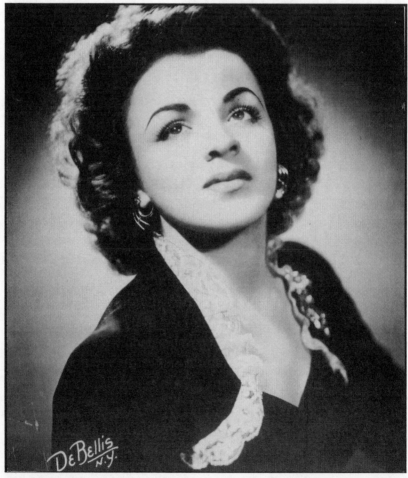

Malgré mes débuts fort impressionnants à la NBC à New York, on peut déjà lire une certaine tristesse dans mes yeux, alors que je n'ai que 20 ans.

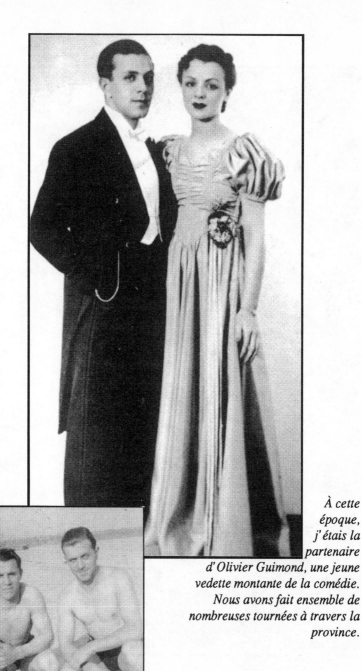

À cette époque, j'étais la partenaire d'Olivier Guimond, une jeune vedette montante de la comédie. Nous avons fait ensemble de nombreuses tournées à travers la province.

Cette photo d'Olivier Guimond et de mon frère Paul-Émile a été prise en 1941. Olivier et moi étions alors très épris l'un de l'autre.

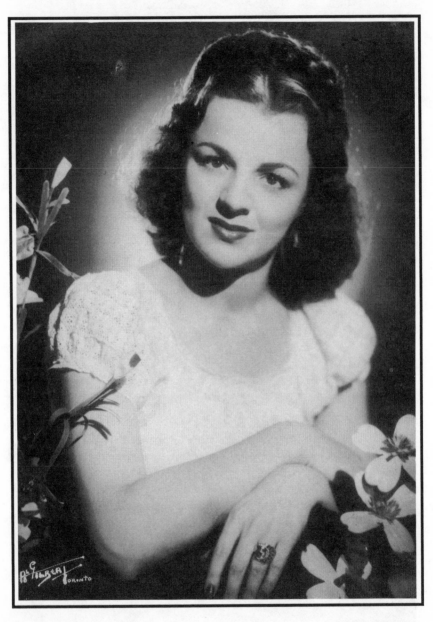

À 19 ans, la jeune Alys doit faire régulièrement la navette entre Montréal et Toronto. J'ai à remplir des contrats alléchants dans les deux métropoles canadiennes.

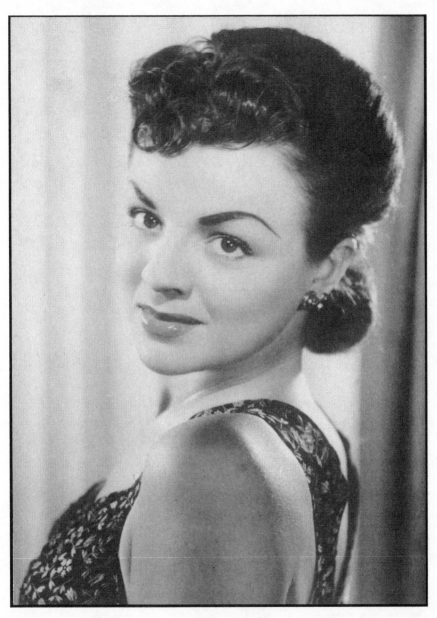

J'ai 16 ans et il me semble que j'ai toute la vie devant moi pour être heureuse. En tournée avec la troupe de Jean Grimaldi, je n'allais pas tarder à connaître mon premier grand amour.

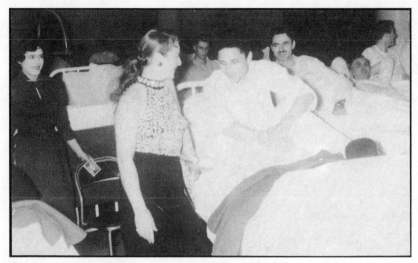

Pendant la guerre, je trouvais le temps d'aller réconforter nos valeureux soldats blessés sur les champs de bataille.

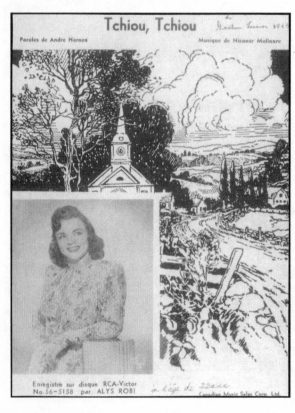

À l'âge de 22 ans, j'étais déjà une vedette de la compagnie de disque RCA-Victor.

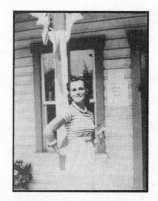

Une photo de ma soeur Jeannette
que j'ai toujours beaucoup aimée.

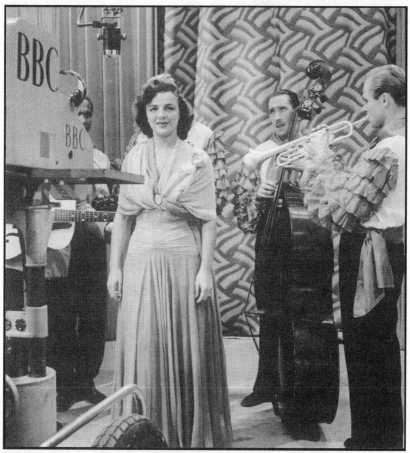

Ma carrière internationale devenait une réalité grâce à ma participation à de
nombreuses émissions diffusées sur les ondes de la prestigieuse BBC de
Londres.

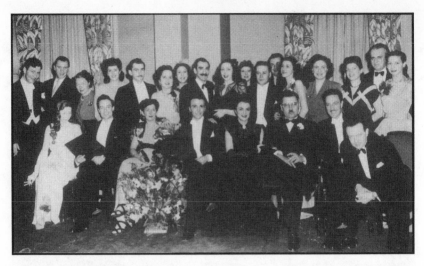

En 1945, j'accumule les honneurs. J'ai reçu cette année-là le trophée Laflèche pour la chanteuse la plus populaire sur les ondes de la radio.

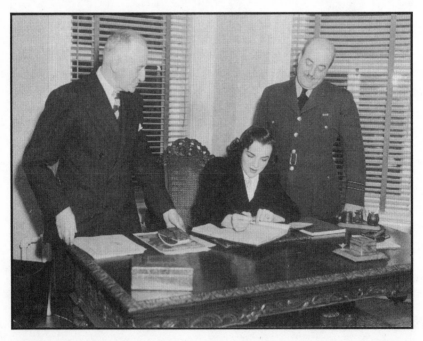

Le maire Lucien Borne m'a fait l'honneur de m'inviter, en 1945, à signer le livre d'Or de la Cité de Québec. J'étais d'autant plus fière que j'ai toujours aimé ma ville natale.

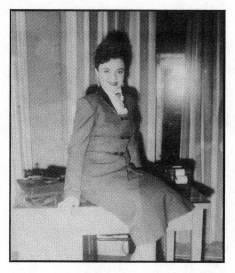

Sur scène ou à l'extérieur de la scène, j'essaie de conserver la même élégance et encore aujourd'hui, j'attache beaucoup d'importance à la qualité de mes vêtements.

Une coupure de presse de l'époque qui annonce les débuts de ma carrière internationale à Londres.

Alys Robi chantera bientôt à la BBC et au Casino de Londres

La plus populaire interprète de la chansonnette au Canada français, Alys Robi, montera à bord d'un avion de la B.O.A.C., cet après-midi, à destination de l'Europe. M. Ralph S. Peer, président de la Southern Music Publishing, compagnie qui lancera le Concerto de Québec d'André Mathieu, est l'organisateur de cette tournée outre-mer. M. Peer, qui a vite reconnu le talent de notre charmante compatriote, lui a toujours porté le plus grand intérêt. Il veut en faire une artiste internationale et il est à espérer qu'Alys Robi se créera une aussi belle réputation en Angleterre et en France qu'au Mexique et en Amérique du Sud, où elle est allée il y a quelques années.

En arrivant à Londres, Alys Robi devra remplir un engagement pour la British Broadcasting Corporation. Ensuite elle chantera au Casino de Londres. Elle a reçu plu-

sieurs autres offres, mais elle ne veut rien décider avant d'être sur les lieux mêmes.

Après l'Angleterre, ce sera la France. Elle donnera quelques concerts sur la Côte d'Azur et dans les lieux de villégiature du sud-ouest de la France. À la fin de l'été, elle se rendra à Paris.

Alys Robi reviendra en septembre. La National Breweries l'a mise sous contrat; en effet le 22 septembre elle reprendra les émissions populaires intitulées "Le Prix d'héroïsme Dow". De plus elle sera l'artiste invitée à New York, du "Carnation Hour" et du programme "Coca-Cola", deux émissions internationales entendues sur le réseau de la National Broadcasting Corporation.

Au cours d'une brève entrevue Alys Robi a dit qu'elle brûlait de chanter outre-mer et qu'elle espérait que le succès qu'elle remporterait contribuerait à mieux faire aimer et apprécier notre province.

Sa chanson thème sera le même qu'à New York, c'est-à-dire "Vive la Canadienne". Ceux qui ont vu Alys Robi alors qu'elle chantait au cabaret El Morocco se rappelleront certainement la version dynamique qu'elle en donnait.

Plusieurs artistes canadiens-français, notamment Paul Dupuis et Paul Carpentier, se rendront à l'aéroport de Londres pour lui souhaiter la bienvenue.

R. C.

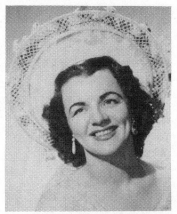

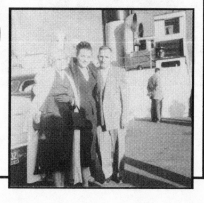

Mes parents m'accompagnaient, ce jour-là, jusqu'au traversier qui devait me conduire sur un transatlantique qui lui, allait m'emmener en France.

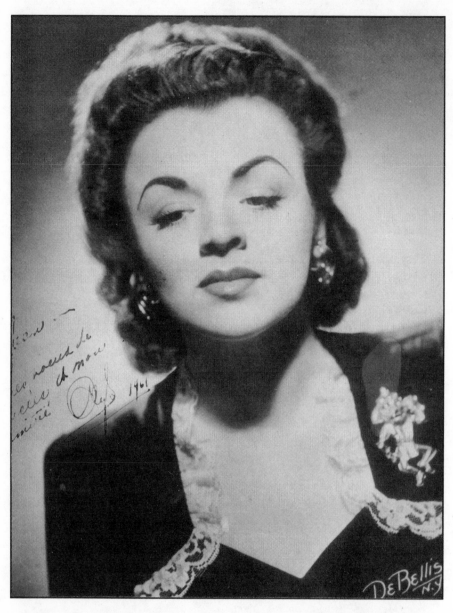

La gloire, l'argent, les amis ne réussissent pas à combler le vide de ma vie affective et une terrible solitude pèse sur mes épaules, alors que je dépasse à peine le cap de la vingtaine.

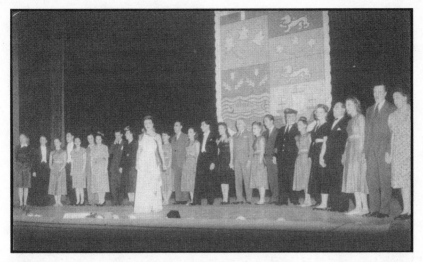

Mes succès internationaux ne m'empêchent pas de revenir régulièrement au Québec, pour remplir des engagements. C'est ainsi que j'ai triomphé, en 46, dans une comédie musicale de Henri Deyglun qui avait pour titre «Ça Atomique t'y?»

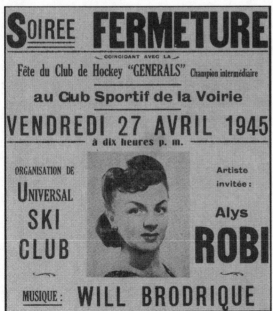

SOIREE FERMETURE

COÏNCIDANT AVEC LA

Fête du Club de Hockey "GENERALS" Champion intermédiaire

au Club Sportif de la Voirie

VENDREDI 27 AVRIL 1945

à dix heures p. m.

ORGANISATION DE

UNIVERSAL

SKI

CLUB

Artiste invitée :

Alys

ROBI

MUSIQUE : WILL BRODRIQUE

Une affiche de l'époque qui témoigne du fait que malgré mes engagements internationaux, je trouvais le temps de venir chanter régulièrement au Québec.

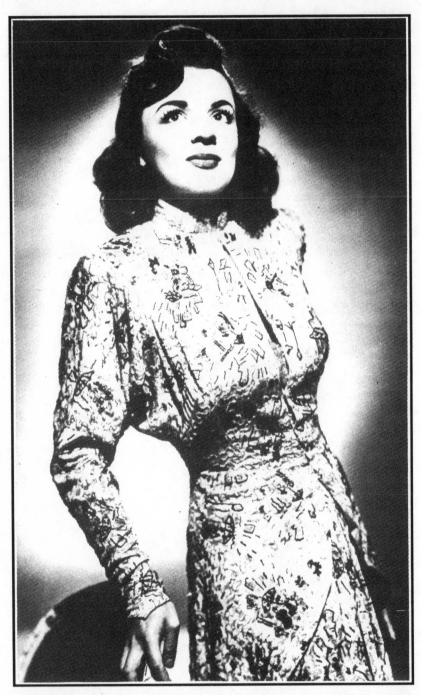

Hollywood m'ouvre toutes grandes ses portes jusqu'au moment où un terrible accident d'automobile viendra anéantir tous mes espoirs.

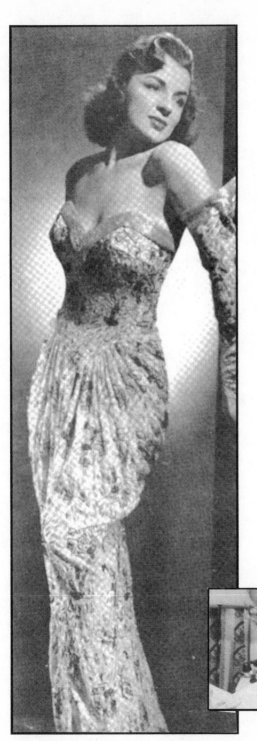

*La star internationale
que j'étais devenue
allait bientôt
connaître
la déchéance
la plus totale
et se retrouver
au royaume
des ombres.*

*En entrant
au sanatorium Prévost
pour m'y reposer
quelques semaines,
je ne savais pas que
c'était le début d'une
descente aux enfers qui
allait durer
cinq longues années.*

5

UNE CARRIÈRE INTERNATIONALE

Je commençais à peine à m'habituer à la vie trépidante que je menais, en faisant constamment la navette entre Toronto et Montréal, que déjà il me fallait penser à relever de nouveaux défis.

Comme s'ils l'avaient deviné avant moi, certains journalistes et critiques de spectacles n'avaient pas hésité à écrire au début des années quarante que mon tempérament de feu et mon magnétisme sur scène confirmaient que j'avais l'étoffe nécessaire pour espérer une carrière internationale.

Sans fausse modestie, je dois admettre que moi aussi j'avais confiance en mes possibilités. Après avoir conquis le public francophone du Québec et celui anglophone de l'Ontario, je me sentais prête à affronter le monde entier.

Il faut dire que plusieurs émissions que j'avais enregistrées à la CBC de Toronto (*Latin American Serenade*) avaient été retranscrites sur de grosses bobines qui étaient envoyées un peu partout dans le monde, en Europe, aux États-Unis, au Mexique et jusqu'en Amérique du Sud. Je commençais peu à peu à recevoir des commentaires de l'étranger. Des agents internationaux m'offraient des contrats alléchants pour aller chanter à l'extérieur du Canada.

Puis un jour, un certain monsieur Ralph S. Peer vint me voir à Toronto. Ce monsieur très important vivait à Los

Angeles et il était président de la *Peer International Music* qui se spécialisait dans la vente de musique en feuilles. Il était aussi propriétaire de la *Southern Music Publishing Company*. Cet homme qui ne m'avait jamais rencontrée auparavant s'était déplacé et avait traversé l'Amérique d'ouest en est pour faire ma connaissance.

Il m'avait entendue chanter par le biais de ces fameuses transcriptions qui étaient faites à partir des émissions que j'enregistrais, chaque semaine, à Toronto.

- Je suis fasciné par votre voix et par votre façon très personnelle d'interpréter certaines chansons de musique en feuilles que nous vendons, m'avait-il dit au début de la conversation.

Il faisait référence aux chansons latino-américaines que j'avais adaptées en français (Brésil, Tico Tico, Amor). Je n'en croyais pas mes yeux de rencontrer cet Américain qui vendait de la musique en feuilles dans le monde entier. Il me confirma qu'il faisait de très bonnes affaires au Canada, grâce à moi et à mon répertoire musical composé en grande partie de succès sud-américains. Sans trop savoir où il voulait en venir, j'acceptai de poursuivre la discussion avec lui. C'était un homme charmant, à la fois affable et visiblement déterminé.

Au fil de la conversation, il en vint à me parler de l'Europe et de l'Amérique du Sud, en me précisant qu'il avait des représentants dans différents pays. Alors que je ne m'y attendais pas du tout, il me fit cette proposition étonnante.

– Que diriez-vous d'aller chanter en Europe pour faire connaître toutes ces belles chansons latino-américaines que vous interprétez avec tant de fougue et d'originalité?

«Une carrière internationale». Cet homme m'ouvrait les portes d'une carrière internationale, entre deux formules de politesse. J'en restai bouche bée. Incapable de répondre, je sentais mon cerveau fonctionner à toute allure. Je ne voulais surtout pas qu'il s'aperçoive que j'étais quelque peu décontenancée par son offre.

- Je... Je serais effectivement intéressée à voyager un peu, m'entendis-je lui répondre avec quelques trémolos dans la voix.

- C'est bien, me répondit-il à son tour. L'affaire est conclue. Je contacte mes agents internationaux et je vous donne des nouvelles très bientôt.

Monsieur Peer repartit comme il était venu, sans plus de cérémonies ni de longs palabres.

Cette rencontre plus ou moins fortuite n'était pas sans me rappeler celle que j'avais eue plusieurs années auparavant avec madame Rose Ouellette alors que j'étais arrivée au théâtre National, à 13 ans, venant tout droit de Québec pour faire carrière dans la grande métropole.

«La Poune» m'avait alors parlé avec la même simplicité que ce monsieur Peer. Elle m'avait donné, à ce moment-là, ma véritable première chance de faire une carrière professionnelle. Monsieur Peer allait me donner ma seconde chance, en me permettant de me faire connaître sur la scène internationale.

Sa logique était simple. Si Alys Robi avait suffisamment de talent pour faire connaître au Canada les chansons sud-américaines, en y mettant une touche très personnelle, elle n'aurait aucune difficulté à faire de même dans d'autres pays. Faire connaître ces chansons en Europe, en donnant des récitals et en participant à des émissions de radio, signifiait sans doute pour lui une augmentation prévisible de la vente de la musique en feuilles dans les différents pays visités.

Monsieur Peer faisait le pari d'y trouver son compte et moi celui de conquérir le monde. L'exil ne me faisait pas peur. J'étais jeune. Ma famille et mes amis éparpillés à Québec, à Montréal et à Toronto me manqueraient, j'en étais sûre. Les quitter serait pour moi un nouveau déchirement, mais je devais accomplir mon destin jusqu'au bout.

Nous étions en 1944. La guerre se poursuivait inexorablement en Europe. Plusieurs pays étaient occupés. Mais je ne pouvais pas attendre. Il me fallait saisir la chance qui se présentait. Lorsque monsieur Peer me confirma que ma première destination internationale était l'Angleterre, je sautai de joie. Mon rêve se réalisait. Alys Robi, la petite Québécoise, devenue une superstar dans son pays, allait tenter une percée à Londres.

J'étais heureuse d'avoir la chance de rencontrer tous ces gens qui ne me connaissaient pas encore et que j'aurais à conquérir. Était-ce de l'insouciance, celle-là même qui m'avait poussée à tout quitter une première fois à 13 ans, un goût incontrôlable du risque ou une confiance illimitée en mon talent? Je n'aurais pu le dire à ce moment-là. Toujours est-il que je quittai mon pays le coeur rempli d'espoir et fière d'être une ambassadrice de la chanson à travers le monde. Je montai donc à bord d'un boeing à quatre moteurs (une nouveauté à l'époque) et je traversai l'Atlantique en quête de gloire et de succès.

Mon premier défi international était de taille : aller chanter à la célèbre BBC. Grâce à monsieur David Toff, un agent londonien de monsieur Peer, et à quelques autres contacts qui avaient préparé ma venue en Angleterre, j'ai pu aussi chanter dans différents théâtres, des grandes salles de spectacle, des super clubs et des camps militaires. L'Angleterre était alors un des seuls pays libres d'Europe et c'est de là que s'organisait toute la résistance contre les envahisseurs allemands.

Ce premier séjour à Londres fut déterminant dans la suite des événements qui ont ponctué ma carrière, au cours des trois années qui suivirent. Les réactions furent si positives que les offres affluèrent de partout pour que j'aille chanter ailleurs en Europe.

Le fait d'avoir participé à deux émissions importantes de la BBC (British Broadcasting Corporation) avait contribué à me faire connaître d'un nouveau public qui débordait largement les frontières de l'Angleterre. Ces deux émissions, *Accordeon Club* et le *Carol Lewis Show*, avaient d'excellentes cotes d'écoute et il n'en fallait pas plus pour que cette jeune Québécoise qui mettait toute son énergie dans des chansons si colorées soit de plus en plus remarquée.

Mes spectacles raffermirent aussi ma popularité grandissante en Grande-Bretagne. Sans fausse modestie, je dois admettre que j'ai connu un véritable triomphe au très sélect «Orchid Room» du Mayfair Square à Londres. Cet établissement était devenu pendant la Seconde Guerre mondiale, le rendez-vous des plus grandes personnalités internationales. Des acteurs célèbres comme David Niven, des têtes couronnées comme le prince Ali Khan, l'émir de Jaïpur, le comte et la comtesse d'Hardwick, l'émir de Shalon faisaient resplendir la salle de leurs plus beaux atours. Chaque soir, le public me faisait la fête et me comblait de bonheur par la chaleur de ses applaudissements.

À 21 ans, issue d'une famille modeste, je n'arrivais pas toujours à bien évaluer les événements ni l'ampleur de mon succès. J'étais entourée et adulée par les grands de ce monde qui appréciaient visiblement mon talent et qui me faisaient l'honneur de m'inviter à leur table. Je recevais des cadeaux princiers. On m'inondait de fleurs toutes plus belles les unes que les autres. Et pourtant, quelque part au fond de moi, j'hésitais encore à croire à tout ce qui m'arrivait.

J'essayais de garder les deux pieds bien sur terre, mais tout arrivait si vite que j'en étais étourdie. Après avoir gagné à mes débuts professionnels, sept dollars par semaine, en donnant près d'une vingtaine de spectacles en sept jours, je savourais au maximum cette gloire nouvelle qui me permettait de commander et d'obtenir des cachets faramineux pour l'époque. J'avais travaillé tellement fort pour en arriver là que je me sentais légitimée d'en profiter un peu.

On me faisait aussi la cour, mais les souvenirs d'Olivier et de Lucio étaient encore trop présents dans ma tête et dans mon coeur pour que je m'abandonne à la passion dévorante de l'amour. Un prince de sang se montrait particulièrement empressé, mais je ne pouvais pas répondre à ses avances. Je savais que tôt ou tard, j'aurais à repartir et à quitter une fois de plus, et à regret, celui que j'aimerais.

Toute ma vie, j'avais voulu être une artiste que l'on aimerait et que l'on respecterait d'abord dans sa province puis dans son pays et, enfin, dans le monde entier. Je ne pouvais pas reculer. C'était moins une ambition démesurée, une soif irréfléchie d'argent et de gloire que la volonté ferme d'accomplir dans la vie ce que j'avais à faire. J'étais née avec un talent et je devais aller au bout de moi-même.

N'est-ce pas la fonction première d'un artiste, sa raison de vivre, son but ultime : nourrir son public de ses émotions et obtenir en retour son amour et son respect? J'avais sacrifié mon enfance et mon adolescence à ce vaste projet et je ne voulais pas y renoncer maintenant que j'avais une chance de réussir où tant d'autres avaient échoué avant moi.

S'il me fallait pour cela renoncer encore une fois au grand amour, je le ferais. Un jour, quand j'aurais atteint tous mes objectifs professionnels, je pourrais enfin me reposer un peu auprès de l'homme que j'aimerais et profiter avec lui de cette vie que je ne voyais pas passer.

Emportée par la vague du succès, par le tourbillon des engagements, je n'avais pas le temps de m'arrêter pour aimer. Quand on est au début de la vingtaine, on pense que l'on a toute la vie devant soi pour être heureuse. Je ne savais pas alors que cette vie de rêve et de bonheur serait atrocement mutilée et que je basculerais bientôt hors du temps, loin de la réalité et encore plus loin des étoiles que je cherchais tant à rejoindre.

La France me réclamait. L'Espagne aussi. Puis un peu plus tard ce furent le Mexique, les États-Unis... La petite Alys était devenue une citoyenne du monde, gardant cependant au fond de son coeur une place pour sa patrie, le Québec, et pour ses racines.

On me présentait partout comme *the star of Canada*. J'insistais pour que l'on dise *french Canada*. J'étais aussi très fière de dire que je venais de la ville de Québec. Curieusement, certains autres artistes québécois, qui tentaient leur chance en Europe, particulièrement en France, se faisaient passer pour des Français, comme s'ils avaient eu honte de leurs origines. Ce n'était pas mon cas. Je me sentais vraiment comme une ambassadrice de mon pays à l'étranger et chacun de mes succès devait rejaillir sur les miens, sur tous ceux et celles qui partageaient les mêmes racines que moi, la même terre.

Mes absences prolongées me faisaient aimer davantage
le Québec et j'y revenais toujours avec plaisir. Entre 1944 et
1947, je me fis un devoir d'accepter des engagements qui me
donnaient l'occasion de revenir à Montréal et à Toronto.
J'aurais pu m'expatrier complètement et ne travailler qu'en
Europe, aux États-Unis ou en Amérique du Sud, mais je ne
voulais pas. Il était important que je revienne régulièrement
au Canada. «Loin des yeux, loin du coeur», diront certains,
mais ce n'était pas mon cas. Je n'oubliais pas mon public
québécois et il ne m'oubliait pas non plus.

J'adorais travailler à la BBC de Londres, à la CBS ou la
NBC de New York ou encore sur XEW, le réseau national
mexicain, mais j'aimais aussi revenir sur les ondes de Radio-
Canada, à la CBC, ou encore à CKAC, car ils avaient
contribué plus que tout autre à mon succès. Malheureusement, à chaque fois que je commençais à me sentir bien chez
moi, je devais repartir pour remplir des engagements ailleurs.
Je donnais des spectacles et je continuais à participer à des
émissions de radio au quatre coins du monde. C'est ainsi que
j'ai été invitée à New York pour le *Carnation hour* et que j'ai
côtoyé les Jack Benny et David Rose. Je suis aussi allée à
Mexico où j'ai participé régulièrement aux émissions de
Gabriel Ruiz et de ses 35 musiciens. C'était le plus grand
compositeur et le plus grand directeur musical du Mexique
du temps.

Ma passion pour les langues et la facilité avec laquelle
je pouvais les apprendre, les assimiler et me familiariser avec
les différents accents m'ont grandement aidée à conquérir les
publics de ces différents pays. Partout dans le monde, les gens
aiment que l'on chante dans leur langue. Si on peut le faire,
c'est un atout majeur dans une carrière internationale. Je me
suis donc toujours fait un point d'honneur de prendre des

cours et de lire des livres pour parler un maximum de langues et de chanter dans ces mêmes langues.

6

HOLLYWOOD,
LA CITÉ DORÉE

Je me sentais parfois terriblement seule, mais c'était, selon moi, la rançon de la gloire. «On ne peut pas vivre, me disais-je, constamment dans ses valises et mener une vie normale avec un mari et des enfants. Plus tard... peut-être», me répétais-je, sans grande conviction. J'avais refusé les avances d'un grand directeur musical, puis la demande en mariage d'un bel ingénieur espagnol qui avait inventé un procédé en rapport avec la télévision en couleurs. Je dus enfin éconduire un charmant colonel de l'armée canadienne, héros de guerre qui voulait tout abandonner pour moi. Ma carrière passait avant tout.

Pendant ces longues années d'exil, entrecoupées heureusement de retours au pays plus ou moins longs, je gardais un contact régulier avec monsieur Peer. Lui et ses agents s'assuraient de me trouver constamment de nouveaux contrats. Si j'acceptais volontiers toutes les offres au début de ma carrière internationale, je commençais maintenant à ressentir une certaine pression et une fatigue grandissante. Cette fatigue qui me rendait plus irritable était une sonnette d'alarme que je n'ai pas entendue à l'époque.

Au cours des dernières années, dans ma lutte constante pour m'imposer sur la scène internationale, j'avais sérieusement hypothéqué ma santé autant physique que morale. J'aurais voulu décrocher un peu, mais ce n'était pas possible.

Trop de monde dépendait de moi. Imprésarios, gérants de salles, producteurs de disques, agents, ils m'obligeaient tous, malgré eux, à continuer.

Maquillage et coiffure pour les tests en studio. Répétition de nouvelles chansons. Négociations de contrats. La ronde infernale se poursuivait sans que je puisse l'arrêter. Depuis plus de trois ans, je m'accrochais au train qui roulait à une vitesse de plus en plus folle. Les longues nuits sans dormir, alors que je donnais des récitals dans les établissements les plus huppés d'Europe, m'avaient minée et je commençais déjà à en payer le prix.

Je devais suivre le mouvement qui me conduisait irrémédiablement à ma perte. Mon ascension vers les étoiles connaissait ses premières ratées, mais je ne m'en rendais pas compte. De toute façon, aurais-je pu vraiment changer le cours des événements à ce moment-là ? Nous étions en 1946 et, cette fois, c'était une carrière à Hollywood qui m'attendait. J'avais 23 ans. Pouvais-je sérieusement renoncer à me rendre à Hollywood parce que je me sentais un peu fatiguée ? On m'invitait à passer une audition pour la Metro Goldwin Mayer, le meilleur studio de cinéma de l'époque, le plus prestigieux aussi...

M. Peer, encore une fois, avait tout arrangé pour moi. On m'attendait comme une reine à Hollywood. De l'avis général, j'avais tout pour réussir là-bas. Il faut dire qu'à l'époque j'avais de beaux grands cheveux ondulés naturellement, d'un brun «auburn» éclatant. J'avais de plus un corps assez séduisant. Comme on dirait aujourd'hui, je savais séduire sans être vulgaire. J'étais *glamour* pour employer un terme si cher aux Américains. Là-bas, on me présentait toujours comme *the glamourous Alys Robi*.

M. Peer avait tout prévu. Il m'avait trouvé une magnifique chambre d'hôtel qui convenait à mon statut de star internationale. Tout au long de mon séjour à Los Angeles, lui et son épouse allaient constamment s'occuper de moi et m'aider de leur mieux, autant dans ma vie professionnelle que dans ma vie personnelle.

Devant des perspectives si encourageantes, une fois de plus je fis taire en moi les voix secrètes qui me recommandaient la prudence et le repos. J'étais jeune. Je saurais me montrer forte et surmonter cette lassitude passagère.

Malgré toute ma bonne volonté et ma motivation, j'arrivai cependant à Los Angeles complètement épuisée. J'avais beau me raisonner et me dire que je me reposerais après les tests en studio, je ne contrôlais plus mon corps.

J'avais beau me dire que je vivais à Hollywood une autre étape extrêmement importante de ma carrière et que je pourrais bientôt décrocher un contrat mirobolant pour tourner plusieurs films, je croulais littéralement sous la pression. Je me sentais intérieurement vidée de toute substance, de toute volonté. Il était maintenant trop tard pour me relever, la chute devenait inexorable.

C'est parce que j'étais dans cet état lamentable que j'ai eu mon terrible accident. J'étais à bout de force mais j'avais commis l'erreur d'accepter un autre contrat qui devait, cette fois, me mener à Las Vegas. J'avais pensé que cet engagement, qui me permettait de quitter Hollywood pour un petit moment, me changerait les idées. Je décidai de m'y rendre en auto. Je n'étais pas peu fière de conduire ma nouvelle voiture, une Cadillac décapotable blanche... Une vraie voiture de star.

C'était la première fois que j'avais à conduire sur une aussi longue distance et comme j'avais mon permis depuis peu, j'étais un peu nerveuse. À cela s'ajoutait, je l'ai déjà mentionné, tout le stress des dernières semaines pour ne pas dire des derniers mois. J'éprouvais aussi une certaine crainte d'affronter, pour la première fois, le public de Las Vegas. C'était un public qui avait l'habitude de voir et d'entendre sur scène les plus grandes stars de la chanson venues des quatre coins du monde.

Je quittai finalement Los Angeles vers 11 heures du matin. La journée était magnifique. Le soleil resplendissait dans le ciel. Je me sentais si heureuse de partir que j'en avais presque oublié ma fatigue. En roulant, je fredonnais des airs que j'aurais à chanter à Las Vegas. Plus le temps passait et plus je commençais à me relaxer. Les paysages qui longeaient la route m'apportaient le calme et la sérénité qui m'avaient tant manqué dans la capitale du cinéma américain. Pour un moment, j'avais retrouvé le bonheur tranquille que je ressentais, seule, dans la chambre de mon enfance, en m'amusant avec ma poupée. J'oubliais peu à peu tout ce qui m'entourait et j'évoluais dans un univers qui me comblait.

Puis tout à coup... Un camion a surgi devant moi. Je le voyais s'approcher en zigzaguant... Pour l'éviter j'ai dû appuyer sur l'accélérateur et donner un coup de roue à la dernière minute. Le face à face m'aurait évidemment été fatal. J'ai pris la chance de quitter la route et ma voiture est allée s'écraser contre un arbre. Une douleur vive à la tête. Puis un grand mur noir. Je plongeai dans l'abîme de l'inconscience.

Lorsque je me suis réveillée, j'étais à l'hôpital de Los Angeles. J'avais le crâne brisé et de multiples contusions sur tout le corps. J'ai dû rester hospitalisée pendant deux longs mois. Pendant ce séjour à l'hôpital, M. et Mme Peer se sont montrés très gentils avec moi. Ils sont venus me voir très souvent. À ma sortie, ils m'ont aidée à retourner au travail. Je devais compléter mes tests pour ce fameux film musical de la MGM.

Après quelques jours, je dus prendre enfin conscience que ma santé était encore chancelante. En studio, je m'évanouissais constamment. Devais-je y voir des séquelles directes de mon accident d'auto ? Mon mal était-il antérieur? Les questions se bousculaient dans ma tête. Je n'arrivais plus à dormir. J'étais tellement tendue que les larmes me montaient aux yeux au moindre prétexte. Il suffisait d'un rien pour que je me fâche et que j'élève la voix. J'étais devenue morose et colérique. Moi qui avais toujours été ambitieuse et très bien organisée, je me laissais maintenant aller et je ne m'intéressais plus à rien.

Je ne mangeais presque plus . J'étais tellement déprimée que c'était devenu un véritable fardeau que de me lever du lit, le matin. Moi, qui quelques mois auparavant avais toujours hâte de me réveiller pour entreprendre une nouvelle journée! Ça ne pouvait pas continuer ainsi. Il fallait faire quelque chose.

Je passais de longues heures enfermée dans ma chambre d'hôtel à ruminer dans ma tête des tas de choses négatives. J'essayais aussi de comprendre ce qui m'arrivait. Je voulais démonter un à un tous les éléments de cette mécanique qui m'avait conduite jusque-là. Je me rendis compte peu à peu de l'immense vide de ma vie. À 23 ans, je me retrouvais seule dans un pays étranger, dans une ville qui était devenue pour moi une vaste foire aux illusions perdues.

Hollywood avait tout à coup perdu toute sa magie... Je ne voulais plus qu'une chose: RETOURNER CHEZ MOI... revenir auprès des miens. J'étais malade sans savoir de quoi je souffrais exactement. J'avais besoin que l'on m'aide. Oui, c'est ça, je devais trouver quelqu'un qui vienne à mon secours.

Encore une fois, monsieur Peer fut mon bon samaritain. Il comprenait très bien la situation difficile dans laquelle je me trouvais. Non seulement, il acceptait que je quitte Hollywood pour revenir au Québec, mais il voyait cela comme une nécessité.

– Tu pourras guérir plus vite parmi tes amis et ta famille, Alys, me dit-il d'une voix rassurante. Tu nous reviendras lorsque tu auras retrouvé ta pleine forme. Vous avez de bons spécialistes à Montréal qui sauront trouver la nature de ton mal et te soigner.

Moi qui avais si peur de lui déplaire ou de lui faire de la peine en lui annonçant que je voulais partir, je fus soulagée d'entendre sa réponse. Il me donnait le feu vert et il m'aida même dans mes derniers préparatifs. Je ne savais pas alors que nos routes ne se croiseraient plus jamais. Je ne pouvais deviner que le rêve américain s'arrêtait, à ce moment-là, pour moi.

Mon ascension vers les étoiles prenait fin de façon abrupte. Je quittais les côtes ensoleillées de la Californie pour me retrouver au royaume des ombres.

DEUXIÈME PARTIE

AU ROYAUME DES OMBRES

7

LA CHUTE D'UNE STAR

À bord de cet avion qui me ramenait enfin au Québec, je retrouvai peu à peu mon calme. L'angoisse qui m'étreignait encore à l'aéroport de Los Angeles avait disparu. Je retrouvais lentement une certaine sérénité. Il me semblait que les choses étaient moins noires que je ne l'avais d'abord cru.

J'essayais de me rassurer en me disant que quelques semaines de repos à Montréal me feraient le plus grand bien. J'osais même espérer que je pourrais bientôt reprendre mes activités professionnelles et retourner à Hollywood pour faire ce fameux film dont j'avais tant rêvé. Et si tous ces symptômes, ces évanouissements, ces nausées, ces vagues dépressives qui me laissaient sans énergie n'étaient causés que par une fatigue? Une immense fatigue?

«Oui, c'est ça, je suis fatiguée, me répétai-je dans l'avion à plusieurs reprises. Après m'être accordé quelque temps de repos, j'irai beaucoup mieux.»

Comment ai-je pu être aussi naïve? Comment ai-je pu croire que le destin m'épargnerait ainsi et me permettrait de sortir indemne de cette crise latente qui m'habitait depuis si longtemps? Je dus déchanter rapidement. La suite des événements fut si imprévisible que jamais je n'aurais pu imaginer, dans le pire des scénarios, l'impact qu'elle aurait sur le reste de ma vie. Plus de quarante ans après, je tremble encore en songeant au tragique destin qui attendait cette jeune femme de 24 ans, au sommet de sa gloire, de son talent et de sa beauté.

Après cette épreuve, «la petite Alice» ne serait plus jamais la même. Ça lui prendrait des années à rallumer cette flamme éteinte au plus profond de son coeur et de son âme.

Ne me doutant pas de ce qui m'attendait, je ne perdis pas une seconde en arrivant à Montréal. Je multipliai les rendez-vous avec différents spécialistes pour qu'ils trouvent la source de mon mal. Je consultai d'abord le docteur Penfield de l'hôpital Royal Victoria. C'était le plus grand neuro-chirurgien de l'époque. Je voulais lui parler de mon récent accident d'automobile et de ma fracture à la tête. Je ne voulais prendre aucune chance même si je continuais à être convain-cue de n'être victime que d'un excès de travail et de fatigue accumulée.

Lors de ma visite au docteur Penfield je me rappelai que moins d'un an plus tôt j'avais été victime d'un premier accident d'automobile au Québec dans lequel avaient été impliqués ma soeur Jeannette et son mari. Nous roulions en direction de Québec, lorsqu'une vache sortit de son enclos. Nous ne pûmes l'éviter et le choc fut violent. Ma soeur fut grièvement blessée. Moi, je m'en tirai avec de légères ecchymoses à la tête.

Je croyais cette collision sans gravité pour moi. Cepen-dant, en y repensant bien et en faisant le lien avec mon second accident qui, lui, fut beaucoup plus sérieux, je commençai à me rendre compte que cela faisait plusieurs chocs physiques à la tête en fort peu de temps.

Comme les résultats de ma visite chez le docteur Penfield tardaient à venir, je décidai de consulter d'autres médecins et de passer, cette fois, un examen général. Je me rendis donc rencontrer mon médecin personnel qui était rattaché à l'hôpital Saint-Luc. Il m'accorda beaucoup de temps et je pus lui confier en détail tous mes problèmes autant physiques qu'émotionnels.

Sans confirmer mes appréhensions, il admit que ma situation exigeait plus qu'une simple médication. Lorsque je lui révélai mon intention d'aller me reposer quelque temps au sanatorium Prévost, il fut pleinement d'accord avec moi.

– C'est une excellente idée, me dit-il. Je peux même m'occuper de votre admission là-bas.

J'appréciai son offre, d'autant plus que je ne me sentais pas la force d'entreprendre toutes les formalités pour entrer au sanatorium Prévost. Je dois préciser ici que cet établissement était très bien coté dans les années qui ont suivi la fin de la guerre. Plusieurs personnalités du monde politique, des affaires et même certains artistes n'hésitaient pas à aller s'y reposer pour quelques semaines. Fatigue chronique, cures de désintoxication, problèmes émotifs, légères dépressions étaient autant de motifs qui emmenaient une clientèle de privilégiés à ce sanatorium.

Curieusement, alors que j'aurais dû me sentir rassurée à l'idée d'aller me reposer quelques semaines à cet endroit où je serais entourée de soins de très grande qualité, quelque chose en moi me poussait vers une mélancolie que je n'arrivais pas à contrôler.

Mon intuition qui m'avait si bien servie jusque-là me mettait en garde contre quelque chose que je ne pouvais pas identifier. Il faut dire qu'autour de moi la loi du silence avait déjà commencé à s'imposer. J'avais beau questionner les médecins, personne ne pouvait ou ne voulait me dire de quoi je souffrais exactement. On se contentait de me répéter qu'un séjour au sanatorium Prévost serait bon pour moi et que j'avais pris une excellente décision d'aller m'y installer pour quelques semaines.

Quand on s'interroge sur son avenir autant personnel que professionnel, ce genre de réponses vagues est de peu de secours. Pourquoi se taisait-on ainsi ? L'ignorance ou même la prudence dans un diagnostic n'explique pas tout. J'aurais à apprendre, au cours des années qui allaient suivre, que les malades, surtout ceux qui doivent lutter contre des problèmes d'ordre psychologique, reçoivent, la plupart du temps, un minimum d'informations.

Personnellement, ce genre d'attitude m'a beaucoup nui. Je suis certaine que si j'avais pu savoir, dès le début, de quoi je souffrais exactement, j'aurais pu mieux faire face à l'adversité. Au lieu de croire faussement que j'allais me reposer quelques semaines dans un sanatorium privé, j'aurais su ce qui m'attendait réellement. Je suis convaincue que j'avais encore à ce moment de ma vie suffisamment de lucidité pour comprendre ce qui se passait en moi. Il aurait sans doute fallu que quelqu'un prenne la peine de me l'expliquer. Ça n'aurait pas suffi pour me guérir mais au moins j'aurais pu mieux prévoir ce qui m'attendait.

Au lieu de quelques effets personnels mis à la hâte dans une valise trop petite, j'aurais prévu des vêtements pour une période beaucoup plus longue que celle de deux semaines que j'avais en tête. J'aurais aussi pris le temps de prévenir mes amis, ma famille, tous ceux et celles, en fait, qui auraient pu m'aider à traverser la période la plus difficile de ma vie.

J'entrai donc au sanatorium Prévost sans savoir ce qui m'attendait vraiment. Plus angoissée que jamais, je ne trouvai là-bas personne pour me rassurer. Mon tourment intérieur augmentait de jour en jour. J'avais des palpitations cardiaques et je sursautais au moindre bruit. Un terrible pressentiment s'installait peu à peu en moi.

J'aurais dû alors téléphoner à mes parents mais je ne voulais pas les déranger. À 24 ans, je me sentais suffisamment mature pour me débrouiller seule. Je suis sûre qu'ils auraient pu m'aider ou au moins m'apporter un certain réconfort moral. J'avais parlé à ma mère quelques jours avant de venir au sanatorium Prévost. Je lui avais confié mes craintes. Elle avait semblé si touchée par ce qui m'arrivait que je n'avais pas osé lui en dire plus. Je ne voulais surtout pas l'inquiéter. Alors qu'elle cherchait à obtenir plus de confidences, j'avais fait marche arrière, en tentant de la rassurer maladroitement. Je m'étais isolée, une fois de plus, dans l'adversité. Alors que j'aurais tant eu besoin de me réfugier dans les bras de mes parents, je n'avais pas osé le faire, par peur de déranger, par crainte surtout de ne pas être à la hauteur de mon image de femme déterminée et au-dessus de toutes les faiblesses.

– Maman, viens me chercher, aurais-je dû hurler à cette femme qui n'aurait pas hésité à venir à mon chevet, si elle avait su que j'étais en aussi mauvais état.

Au sanatorium, peu importe où je tournais la tête, je ne voyais que des inconnus qui ne semblaient visiblement pas concernés par le drame intérieur que j'étais en train de vivre. Ils avaient tous leurs propres problèmes et n'avaient ni le goût ni le temps de s'intéresser à moi.

Je me souviens comme si c'était hier de mon trop bref séjour au sanatorium Prévost. J'étais parfaitement consciente de ce qui se passait autour de moi. Je me rappelle chacun des examens que j'ai dû passer dans les premiers jours de mon hospitalisation. Je me souviens aussi que je lisais un peu et que je dormais beaucoup. J'avais terriblement besoin de sommeil pour me reposer de toutes ces années de dur labeur et de folles équipées à travers la mer souvent houleuse du showbiz international. Dormir... Me laisser glisser dans l'univers des songes pour oublier l'angoissante réalité...

Je me souviens aussi que des journalistes n'ont pas hésité à venir me relancer au sanatorium. La nouvelle de mes problèmes de santé s'était répandue dans toute la ville, pour ne pas dire dans toute la province. Les rumeurs les plus incroyables couraient à mon sujet. Certains me disaient victime d'une maladie honteuse qui m'était montée au cerveau. La méchanceté de certaines personnes n'a vraiment pas de limite... J'aurais pu faire taire ces rumeurs, mais je me sentais trop isolée, trop éloignée de tout contact avec l'extérieur pour entreprendre une bataille qui m'aurait vidée de mes dernières énergies.

Dans le merveilleux décor des Laurentides, prisonnière de ma cage dorée, j'attendais la suite des événements sans pouvoir intervenir dans leur déroulement. Moi si active, si autonome, je devais m'en remettre à la bienvaillance de ceux qui m'entouraient. Ils allaient bientôt décider de mon avenir sans même me consulter. Ils allaient me priver de ma liberté et surtout de ma dignité sans que je puisse rien y faire.

La superstar des années quarante, qui avait voulu fuir pour quelques semaines la pression intenable d'une carrière internationale, allait bientôt être privée de tout. Si je n'avais pas été si épuisée, j'aurais pu fuir et échapper ainsi à tout ce qui se tramait autour de moi. Mais il était déjà trop tard !

Le mal progressait en moi à une vitesse folle. Les périodes de grande déprime succédaient à des périodes de grande agitation. J'entendais alors des voix intérieures, des fantômes venus du fond de mes entrailles qui hurlaient dans ma tête. J'étais si malheureuse. Mon épuisement général me laissait à demi-inconsciente pendant de longues heures. Des maux de tête lancinants s'étaient ajoutés aux autres symptômes. On devait m'administrer des médicaments de plus en plus forts pour atténuer la douleur. Grâce à eux, je dormais de plus en plus profondément. Mes nuits étaient cependant peuplées de cauchemars et de visions qui me poursuivaient même le jour.

Puis un jour, un matin plus exactement qui avait commencé comme tous les autres avec son lot d'examens, un médecin vint me dire qu'on allait bientôt m'envoyer ailleurs.

— Je vais avoir mon congé? demandai-je sans trop comprendre ce que mon interlocuteur tentait maladroitement de m'expliquer.

— Non. Ce que je veux dire, mademoiselle Robi, c'est que l'on va vous transférer dans un autre hôpital.

Mon coeur commençait déjà à battre la chamade, mais j'essayai de garder mon calme.

— Comment ça, dans un autre hôpital ? Qu'est-ce que j'ai pour que l'on décide ainsi de m'hospitaliser ailleurs sans me demander mon opinion?

Le médecin qui me faisait face se montra conciliant. Il m'expliqua que le sanatorium n'était pas aussi bien équipé que certains autres hôpitaux. Il ajouta que mes chances d'une guérison rapide seraient plus grandes dans un autre hôpital sans toutefois me préciser lequel.

Je ne savais trop quoi penser de cette nouvelle qui me prenait vraiment au dépourvu. Pour une fois que quelqu'un prenait la peine de m'expliquer ce qui allait m'arriver, je remerciai le docteur de me mettre ainsi au courant.

De toute façon, je n'avais pas d'autre choix que celui d'attendre. Quelques heures plus tard, on vint me chercher dans ma chambre pour me conduire dans une petite salle d'opération où je n'étais jamais allée auparavant. Voulait-on me faire un dernier examen avant mon transfert ?

Je revois la scène comme si c'était hier...

– Restez calme mademoiselle Robi. Ça ne durera qu'un petit moment.

– Ne me faites pas de mal, criai-je, en voyant que l'on me plaçait quelque chose sur les tempes... Ne me faites pas... de...

Je hurlai de douleur avant de sombrer dans l'inconscience. Je venais de subir mon premier électrochoc. À froid... Sans anesthésie.

J'imagine qu'on m'administra ensuite une forte dose de somnifères puisque je ne me réveillai que beaucoup plus tard à la clinique Roy Rousseau, dans l'antichambre de Saint-Michel-Archange. On m'avait emmenée chez les folles, sans que je puisse me défendre.

Mon cauchemar se poursuivait et prenait des dimensions insoupçonnées dans l'espace et dans le temps.

8

MES CINQ ANNÉES
EN ENFER

À mon réveil, je me retrouvai donc dans une salle d'opération de la clinique Roy Rousseau, attachée à ma civière par de larges courroies. Un sentiment de profonde impuissance m'habita alors. Il ne devait plus me quitter pour cinq longues années.

Autour de moi, un médecin s'affairait sans vraiment me porter attention. Il devait sans doute attendre que j'ouvre les yeux pour me parler. Je le regardai quelques instants à travers mes paupières alourdies par les drogues. Je voulais parler, mais j'avais la gorge sèche et les lèvres gercées. Ma voix était si faible que je dus m'y prendre par deux fois pour la rendre plus audible...

– Où suis-je... ?

Ma question s'était éteinte en un murmure. Au même moment, le médecin se tourna vers moi et constata que j'étais réveillée.

– Mademoiselle, j'ai une petite piqûre à vous faire... Avez-vous une préférence quant à l'endroit où je devrais vous piquer ?

Sa question m'étonna tellement que je ne sus quoi répondre :

– C'est vous le docteur... C'est à vous de décider, repliquai-je sans grande conviction.

J'eus beau l'interroger dans les minutes qui suivirent, je ne pus rien obtenir de lui. Ni la raison de mon hospitalisation à Roy Rousseau, ni la durée de mon séjour là-bas. Je ne sus rien, non plus, sur ce que l'on avait l'intention de me faire dans les heures et les jours qui allaient suivre.

La loi du silence s'imposait de façon définitive, autant à l'intérieur de ces murs qu'à l'extérieur. Je me suis demandé pendant des années comment on avait pu m'oublier ainsi et faire le vide autour de moi. On aurait dit qu'Alys Robi avait tout à coup cessé de vivre. Il y eut bien quelques articles parus à la suite à mon internement,mais il n'y eu aucune enquête publique, aucune véritable recherche pour connaître les motifs réels de mon internement d'abord à la clinique Roy Rousseau puis à Saint-Michel- Archange.

J'imagine aisément ce qui se passerait aujourd'hui si l'une des jeunes vedettes québécoises de l'heure disparaissait tout à coup de la circulation et qu'on la retrouve dans un hôpital psychiatrique. Ce serait le branle-bas général autant dans les médias écrits que dans les médias électroniques. On en parlerait partout, pendant des mois et des mois.

Pour bien comprendre la situation, il faut se reporter à la fin des années quarante. À l'époque, le fait d'être hospitalisé dans un établissement comme Saint-Michel-Archange, c'était une déchéance totale. On devenait instantanément un paria de la société. On nous cachait comme si on devenait tout à coup des pestiférés.

Quant aux proches, ils n'osaient pas trop intervenir. Il suffisait qu'un spécialiste dise que son patient ou sa patiente souffre de problèmes émotifs pour que l'on accepte qu'il ou elle soit internée pour une période indéterminée. Il y avait beaucoup d'ignorance dans ce type de réaction.

J'ai eu la chance de m'en sortir à force de courage et de détermination, mais j'en connais beaucoup d'autres qui sont encore hospitalisés et qui devraient être à l'extérieur depuis longtemps. Les conditions d'internement se sont beaucoup améliorées, nous dit-on, au cours de la dernière décennie, mais il faut tout de même se montrer vigilant.

Il y a encore beaucoup trop de malades pour le nombre de psychiatres disponibles en institution. Être hospitalisé dans un établissement psychiatrique à la fin des années quarante, c'était un véritable enfer. Je souhaite sincèrement à tous ceux et celles qui auront un jour à subir des traitements psychiatriques de ne jamais connaître ce que j'ai vécu de 1948 à 1952.

Je sais que pendant mes longues années d'internement mes parents ont tout tenté pour me sortir de là. C'est en partie grâce à leur persévérance que j'ai pu, un jour, recouvrer ma liberté. Ils n'ont pas hésité à contacter tous ceux qui pouvaient m'aider par leur influence et leur position sociale. Il leur a fallu beaucoup de patience, tout comme à moi d'ailleurs, pour arriver à leurs fins.

À chaque nouvelle étape... à chaque fois que je descendais d'un cran dans mon interminable chute, j'espérais qu'un miracle se produirait et que je pourrais sortir... Mais ce miracle ne devait arriver que beaucoup plus tard. Pour le moment, je me retrouvais sans le vouloir au milieu de malades qui attendaient comme moi à la clinique Roy Rousseau, entassés dans des salles communes trop petites pour être vraiment hygiéniques et confortables.

J'avais beau essayer d'accrocher au passage une religieuse, une infirmière ou un médecin pour savoir ce qui allait m'arriver, on n'avait jamais le temps de me répondre. Tout au plus, certaines personnes trouvaient-elles quelques minutes pour me baragouiner constamment les mêmes clichés :

– Ne vous en faites pas, tout ira mieux demain, mademoiselle Robi !

Malgré l'angoisse qui me tenaillait, malgré aussi la honte d'être là, je continuais à supplier autour de moi que l'on me dise enfin ce qui m'attendait. Allait-on me donner mon congé? Allait-on me soumettre bientôt à un traitement spécial, à une médication quelconque? Personne ne répondait. J'avais parfois droit à un sourire indulgent ou à un regard condescendant.

J'aurais voulu hurler mon indignation d'être là, mais une voix intérieure me disait de me taire. Je savais déjà que je ne devais pas briser le silence. Ceux et celles qui criaient trop fort le regrettaient amèrement. Il fallait se faire oublier au maximum et prendre le moins de place possible. Cette situation allait devenir encore plus pénible à Saint-Michel-Archange.

Pour le moment, on me gardait à Roy Rousseau, sans me donner plus d'explications. J'avais maintenant ma propre chambre. Chaque jour je recevais la visite d'un médecin qui se montrait toujours aussi évasif sur mon avenir. Il m'annonça un beau jour avec un détachement scandaleux que j'aurais droit désormais à trois électrochocs par semaine. J'avais encore en mémoire celui que j'avais reçu à froid, tout juste avant de quitter le sanatorium Prévost. Je tremblais à l'idée de ce traitement totalement inhumain lorsqu'il est administré sans anesthésie.

Je ne pus retenir mes larmes et je détournai la tête pour que le médecin ne me voie pas pleurer. Moins que la douleur atroce que m'infligeraient tous ces électrochocs, c'est la peur de m'enfoncer encore davantage dans une déchéance dont je ne voyais pas les limites qui me traumatisait.

— Seigneur, aidez-moi, je vous en supplie, murmurai-je, en suffoquant presque sous le poids de la terreur qui me gagnait irrémédiablement.

Je n'avais plus personne vers qui me tourner, si ce n'est le Seigneur! Je n'hésitai pas à le prier avec ferveur, trouvant, dans mes longues heures de recueillement, une paix intérieure que je ne pouvais retrouver à aucun autre moment. Heureusement d'ailleurs que j'avais la prière, car je ne serais pas sortie vivante de cet enfer. J'en suis convaincue aujourd'hui, c'est la prière et une foi inébranlable en la bonté divine qui m'ont permis de survivre.

Sans la foi et sans l'espoir qui s'y rattache, j'aurais tout abandonné et je me serais laissé entraîner dans une folie incurable. Quand il ne reste autour de soi que la violence et le mépris, on n'a plus le goût de vivre, à moins de trouver ailleurs, une raison de s'accrocher. Moi, c'est dans mon âme et dans mon coeur que j'ai trouvé le réconfort essentiel à ma victoire finale.

Cette victoire était pourtant si incertaine, alors, qu'il m'arrive encore aujourd'hui de me demander comment j'ai pu tenir le coup si longtemps. À chaque fois que je reprenais un certain contrôle de la situation et que je m'adaptais à mes nouvelles conditions de vie, un événement imprévu venait perturber l'ordre des choses et me précipiter dans le vide.

Alors que je commençais à m'habituer à la clinique Roy Rousseau, on me transporta sans ménagement à Saint-Michel-Archange. Attachée sur une civière, je franchis les longs couloirs qui devaient me mener à «l'asile des fous». Une rage insoutenable s'installa alors en moi. Le temps n'était plus aux larmes ni aux regrets. Je devais faire face à la réalité.

La grande Alys Robi se retrouvait parmi les aliénés mentaux. J'étais convaincue d'être victime d'une injustice.

– Non, je ne suis pas folle... Alys Robi ne peut pas être folle, hurlai-je intérieurement.

Ma première nuit à Saint-Michel-Archange fut atroce. Je vivais un véritable cauchemar, et cela en pleine possession de toutes mes facultés. Je revois avec une netteté absolue cette vaste salle où l'on avait rangé ma civière. J'y étais toujours attachée, sans aucune possibilité de bouger. J'étais rentrée dans un anonymat à la fois injuste et effrayant. Il fallait que l'on sache qui j'étais. Je ne devais plus me taire.

Pour mon plus grand malheur, je décidai de crier ma hargne et mon désarroi à la face de la première personne qui viendrait s'adresser à moi. Je commis ainsi l'erreur fatale de ne pas écouter cette petite voix intérieure qui m'avait si bien guidée jusque-là, en m'empêchant de faire des bêtises.

«Alys, les fous doivent se taire... SILENCE... Ne dis pas tout haut ce qui te déchire intérieurement.»

Mes nerfs avaient tellement été à vif au cours des dernières heures que j'explosai littéralement devant ce jeune médecin qui vint me voir. Son sourire faux et ses regards entendus me mirent hors de moi.

– Bonjour mademoiselle Robi.

Sa voix mielleuse ne réussit pas à me calmer, bien au contraire. Je lui répondis d'une voix glaciale.

– Bonjour, docteur.

Le ton de ma voix ne sembla pas le décontenancer. Il en avait sûrement entendu d'autres. Il poursuivit la conversation comme si de rien n'était.

– Comment ça va aujourd'hui ? Vous avez meilleure mine, me dit-il, en affichant un trop large sourire pour qu'il soit vraiment sincère.

– Ça ne va pas du tout, docteur.

Je bouillais intérieurement. Je sentais monter en moi une colère incontrôlable. Je devais dire à ce jeune blanc-bec ce que je pensais de lui et de ses confrères. Je criai à tue-tête...

– VOUS N'AVEZ PAS LE DROIT DE ME GARDER ICI... SANS MA PERMISSION...

– Calmez-vous, mademoiselle Robi. Tout ceci n'est que provisoire. Vous irez bientôt mieux.

Rien ne pouvait plus m'arrêter. Toute la frustration que j'avais ressentie au cours des dernières semaines passées d'abord au sanatorium Prévost, puis à la clinique Roy Rousseau et maintenant à Saint-Michel-Archange m'empêchait de garder mon calme.

– Savez-vous vraiment qui je suis ? Je suis la grande Alys Robi... J'ai chanté aux quatre coins du monde... Partout on m'a applaudie...

– Nous savons qui vous êtes, mademoiselle Robi, reprit le docteur, imperturbable.

Ma colère ne semblait pas l'impressionner outre mesure. Son calme me rendait encore plus furieuse.

– C'est humiliant pour moi d'être ici, criai-je, à bout de souffle. Je veux sortir... Vous m'entendez...

– Il faudra vous montrer patiente, mademoiselle Robi. Vous êtes une personne malade. Il faudra vous soigner avant de vous laisser partir.

Je ne voulais rien entendre et je poursuivis mon réquisi-
toire avec une véhémence qui frôlait l'incohérence. Je ne me
rendais pas compte, à ce moment-là, que mon attitude agressive, que cette colère trop longtemps contenue étayaient la
thèse de tous ces spécialistes qui me croyaient «folle à lier».
Cette fois, mon tempérament explosif m'avait desservie. Peu
importe les raisons, je sais aujourd'hui que je n'aurais jamais
dû me révolter ce jour-là. Cette crise de nerfs allait déterminer
mes conditions d'internement à Saint-Michel-Archange pour
de longues années à venir.

Classée irrémédiablement comme une malade agitée et
agressive, je fus isolée en cellule quelques jours plus tard. Ma
déchéance était complète. Mon destin implacable s'était
accompli. On me considérait désormais comme «folle à lier».
Mon calvaire allait durer cinq ans.

9

LA VISITE
DE MON PÈRE

Une profonde dépression suivit mon arrivée en cellule. Je savais que j'avais commis une gaffe monumentale en sortant de mes gonds quelques jours plus tôt et que le prix à payer serait sans commune mesure avec la faute commise.

Moi, qui avais connu les plus beaux palaces d'Europe, moi, qui avais logé dans les hôtels les plus chic et mangé dans les restaurants les mieux cotés, je me retrouvais seule dans une cellule minuscule.

Moi, qui avais connu la chaleur d'un foyer, les bons plats préparés avec amour par maman, je devais désormais me contenter d'une nourriture infecte servie avec indifférence et froideur. Tout était glacial dans cet univers clos, autant les murs et les planchers que l'humeur du personnel qui avait à s'occuper de nous.

Je souffrais aussi de l'absence de lumière... Il n'y avait pas si longtemps, j'avais été une star qui trouvait toute sa force sous les projecteurs. Aujourd'hui, je devais errer dans la pénombre. Tout était gris autour de moi. Tout était gris dans mon coeur aussi. J'ai tellement pleuré au cours de mes premières semaines d'internement à Saint-Michel-Archange qu'il me semble entendre encore cette douleur incommensurable qui me pénétrait jusqu'aux os. Je n'arrivais pas à croire que j'en étais arrivée là. Il m'arrivait de penser que la vraie Alys Robi ne pouvait pas être là. Je l'imaginais en train de chanter quelque part en Europe ou en Amérique du Sud. Je la voyais recevoir de beaux bouquets de fleurs sous des salves d'applaudissements.

Cette jeune femme aux yeux hagards qui cherchait désespérément son chemin dans un espace trop petit pour elle, ça ne pouvait pas être la grande Alys Robi. Celle-là continuait à errer dans un univers étoilé où seul le rêve régnait en maître. Moi, j'étais prisonnière dans un autre monde rempli de cauchemars.

Chaque matin j'ouvrais les yeux en espérant que ce mauvais rêve aurait pris fin. En voyant les barreaux solides de ma cellule, je devais me rendre à l'évidence que j'étais toujours internée chez les folles. Le ciment froid sur lequel était fixé mon petit lit et la mince couverture qui le recouvrait me ramenaient à la dure réalité.

Le pot aux odeurs nauséabondes, installé dans un coin de ma cellule, témoignait cyniquement de mon indigence. Je devais me faire violence pour ne pas perdre toute dignité humaine. Il me fallait me répéter sans cesse que j'étais toujours Alys Robi et qu'un jour je m'en sortirais, envers et contre tous.

En faisant des efforts constants pour conserver mon identité, j'ai échappé au piège de l'anonymat. Cet anonymat qui détruit au plus profond de soi les racines mêmes de sa personnalité. Le folie qui me guettait dans chaque recoin de ma cellule, comme un animal sauvage, n'attendait que le bon moment pour surgir de l'ombre et me dévorer le cerveau. Je devais me montrer forte pour la dompter et la garder à une distance respectable.

Parfois, un mince rayon de soleil réussissait à se glisser jusqu'à moi, en se faufilant à travers les barreaux de ma cellule. C'était alors un jour de fête. Cette faible lumière me redonnait momentanément le goût de vivre. J'étais devenue comme une plante ou plutôt comme une fleur qui a un regain de vie et s'épanouit lorsqu'elle est réchauffée par les doux rayons du soleil. Mais le plus souvent, c'était la nuit autour de moi... Une nuit interminable qui durait des heures et des heures et qui me faisait perdre la notion du temps.

Dans les moments les plus difficiles, j'essayais de m'évader dans le rêve. Je me revoyais alors petite fille, à Québec, portant une jolie robe bleue pour participer à un concours d'amateurs. Comme toujours, mon père était à mes côtés et il me regardait avec une fierté qui me faisait éclater d'un rire qui coulait en cascade dans ma mémoire encore intacte.

Puis un bruit sec de métal me ramenait à la réalité. C'était l'heure de manger. On venait de glisser dans le carreau prévu à cet effet une gamelle contenant un hachis grisâtre et sans saveur... toujours ce même hachis servi sans relâche, jour après jour, comme le témoin impassible d'une situation inéluctable.

Je mangeais sans appétit, pour passer le temps et surtout pour conserver suffisamment de forces physiques pour continuer mon combat. Ce combat incessant pour sauver mon cerveau et retrouver intacts cette personnalité, ce tempérament qui étaient les miens avant mon internement. La lutte n'était pas facile, car on me bourrait de médicaments et de drogues sans jamais demander mon consentement.

J'entrais alors dans de longues périodes de délire, me tordant de douleur tout en restant solidement attachée à mon grabat. Ces démons qui revenaient alors me hanter et qui voulaient m'entraîner à leur suite étaient-ils le fruit d'un cerveau malade ? Je ne pourrais pas le dire. Mes visions et mes hallucinations étaient-elles le fruit d'une aliénation mentale ou plutôt celui d'une surdose de drogues diverses ?

C'est un fait qui a été prouvé par la suite: au temps où j'ai été internée à Saint-Michel-Archange, on droguait fréquemment les malades pour qu'ils restent «tranquilles», comme on disait à l'époque. Il y avait alors un manque flagrant de personnel et on avait trouvé cette solution pour le moins révoltante, afin de mieux contrôler les réactions des internés. C'était sans doute efficace pour suppléer au manque de personnel mais ce n'était sûrement pas la meilleure façon de nous aider à guérir. J'ai été, pour ma part, si souvent piquée au bras qu'on arrivait parfois difficilement à trouver mes veines.

Je profitais de mes moments de lucidité entre deux piqûres ou deux pilules pour réfléchir à ma situation. Je m'interrogeais sur ce qui se passait à l'extérieur. Tentait-on de me faire libérer ? Mes parents et mes amis m'avaient-ils oubliée? Je n'avais eu qu'une visite au début de mon internement puis plus rien. Mon père était alors venu me porter un beau panier de fruits (lequel a d'ailleurs mystérieusement disparu après son départ).

Il semblait si triste de me voir là. Nous avons peu parlé au début de notre rencontre, nous contentant de nous regarder en silence. Des larmes coulaient lentement de ses yeux rougis. Je sais qu'il aurait tant voulu, à ce moment précis, faire plus pour moi. Sa présence me réconfortait et me peinait à la fois. J'avais si peur qu'il parte que ça me rendait fébrile et nerveuse. Alors que j'aurais voulu me jeter dans ses bras, je restais figée sur ma chaise. Lui aussi n'osait pas me montrer son affection. Nous étions comme deux enfants timides et malheureux d'afficher la joie qu'ils avaient d'être enfin ensemble.

Alors que le temps des visites achevait, je trouvai la force d'implorer mon père de venir à mon aide.

– Papa, il faut que tu m'aides à sortir d'ici... je n'en peux plus. Si je reste ici plus longtemps, je vais mourir.

Ma voix se perdait en sanglots. Je réprimai difficilement des tremblements qui témoignaient de ma trop grande nervosité. Papa semblait mal à l'aise. Me croyait-il hystérique ? Il tenta vainement de changer de sujet, en me parlant de la famille. Une religieuse était restée là à nous espionner tout au long de notre conversation. Mon père la regarda quelque peu gêné. On aurait dit qu'il cherchait à savoir d'elle si sa fille était aussi malade qu'elle en avait l'air.

Je compris finalement l'inutilité de poursuivre dans cette voie. Je lus dans le regard de mon père que je devais me taire. Ce n'était ni le temps ni l'endroit pour raconter le calvaire que je vivais là. Toutes mes confidences n'auraient pas manqué d'être rapportées à la direction de l'hôpital. Papa craignait sans doute des représailles contre sa fille. Il m'implora de ses grands yeux tristes de contenir ma rage.

Le temps passait trop vite et mon père se fit dire par la religieuse que c'était pour lui le moment de partir. Je tentai une ultime fois de le convaincre de faire tout ce qu'il pouvait pour me libérer de cette prison.

– Papa... Ne pars pas... ne me laisse pas seule... Papa... n'oublie surtout pas ta petite Alys.

– Je reviendrai bientôt, m'avait-il dit en me quittant.

Je ne le revis que cinq ans plus tard à ma sortie de Saint-Michel-Archange... Ou plutôt non... Je me trompe... Tout est si confus dans ma tête quand je repense à mes années d'internement. J'ai, en effet, revu mon père et toute ma famille quelques mois plus tard à la mort de mon jeune frère.

Papa avait obtenu pour moi un congé des autorités de l'hôpital pour que je puisse voir Gérard, alors à l'agonie.

Cette sortie n'en fut pas vraiment une. Je me souviens, en effet, de très peu de choses. Tout ce dont je me rappelle c'est qu'à mon arrivée à la maison j'ai voulu voir immédiatement mon jeune frère. J'avais hâte de le serrer dans mes bras et de le réconforter dans sa détresse. À ma grande surprise mon père s'interposa.

– Prends le temps de te reposer un peu, Alys. Tu verras Gérard plus tard.

Cette intervention me troubla et me rendit tout à coup agressive. J'insistai fortement pour voir mon frère.

– Je veux voir Gérard... MAINTENANT, hurlai-je, en me précipitant vers la chambre de ce dernier.

Mes parents furent si surpris de ma réaction pour le moins excessive qu'ils n'intervinrent pas immédiatement. J'en profitai pour entrer, en courant, dans la chambre de Gérard. Il était là, allongé sur le lit. Son corps décharné était complètement inerte. Je fus saisie d'effroi en le voyant ainsi à demi-inconscient. Je me mis à hurler son nom, en pleurant toutes les larmes de mon corps.

– Gérard... Mon pauvre Gérard... Parle-moi !

Ma mère, qui m'avait suivie dans la chambre, tenta de me calmer.

– Gérard ne peut plus parler, dit-elle avec douceur, il est paralysé. Il ne peut pas te voir non plus car il est devenu aveugle.

C'était trop pour moi. Je m'écroulai, victime d'une véritable crise d'hystérie.

– Non... Il ne faut pas qu'il meure... Gérard... Tu ne dois pas mourir... J'ai besoin de toi.

Je rampai jusqu'à son lit pour toucher une dernière fois ses pieds déjà refroidis par sa mort imminente.

Le choc fut si terrible pour moi que mes vieux démons refirent surface. Je me retrouvai plongée dans l'abîme de la démence. Malgré tous mes efforts pour rester lucide, je ne pus supporter l'angoisse qui s'abattait sur moi. On aurait dit que la mort de Gérard était devenue ma propre mort.

J'étais paralysée à mon tour, incapable de fuir les ombres qui se collaient à moi pour mieux me précipiter dans un immense gouffre. Tout cela prit un matin la forme d'infirmiers envoyés par l'hôpital psychiatrique. Vêtus de sarraus blancs, ils venaient me chercher pour me ramener à Saint-Michel-Archange.

J'aurais voulu résister, mais je n'en avais ni la force ni le courage. Mes parents me laissèrent partir à regret. Croyaient-ils alors que j'avais des chances de me réhabiliter un jour? Cela a dû être très difficile pour eux de vivre, à quelques jours d'intervalle, cette double séparation, cette double mort, celle de leur fils Gérard et celle plus pernicieuse de leur fille Alice.

Pendant qu'ils pleuraient cette double séparation, moi je retournais en enfer. Je n'avais plus conscience de ce qui m'entourait. J'étais en proie à la fureur de tous ces êtres effrayants et difformes qui se déchaînaient en moi et qui coupaient sadiquement, un à un, tous les fils qui me rattachaient encore à la réalité. Dans quelques heures, je ne serais plus qu'une momie immobile, enterrée dans un tombeau sombre et humide. Ma cellule m'attendait comme une cage ouverte attend la bête sauvage à jamais privée de sa liberté.

10

L'HORREUR
DES ÉLECTROCHOCS

Encore bouleversée par la mort de mon frère, on m'avait ramenée à Saint-Michel-Archange alors que j'étais dans un véritable état de choc. Je ne réussissais plus à contrôler mes émotions comme j'aurais dû le faire pour ne pas me faire remarquer des autorités. On multiplia donc les représailles à mon égard. J'eus droit aux bains froids que l'on me donnait sous prétexte de me calmer. On augmenta aussi les doses quotidiennes de ma médication.

Mes bras étaient pleins d'ecchymoses à cause des piqûres que l'on me donnait à un rythme effréné de deux ou trois par jour. J'avais beau implorer qu'on me laisse tranquille, il n'y avait plus rien à faire. La nuit, j'étouffais mes cris de détresse dans ma couverture afin que l'on ne me croie pas agitée et que l'on ne vienne pas m'administrer des doses très fortes de sédatifs.

En analysant ce passé trouble, j'hésite à croire que j'étais aussi folle qu'on voulait bien me le laisser voir. Comment se fait-il que je me souvienne de tout ce qui s'est passé, il y a plus de quarante ans, si mon esprit était aussi diminué que certains médecins ont osé le prétendre à l'époque?

Non, je n'ai rien oublié de ce long calvaire que j'ai dû traverser malgré moi. Je n'ai rien oublié non plus de ma jeunesse perdue, alors que l'on me gardait enfermée derrière des barreaux comme une criminelle bien que je n'aie jamais rien fait de répréhensible contre la société. Je me souviens de tout. Je revois, comme si c'était hier, déambuler dans les longs corridors de l'hôpital ces ombres hurlantes qui étaient en quête d'un peu d'amour ou du moins d'un peu de soins et d'attention.

Je n'avais même pas cette chance de pouvoir me promener librement à l'extérieur de ma cellule. On m'y retenait prisonnière, souvent attachée à mon lit, sans m'expliquer pourquoi. Si j'avais le malheur de me plaindre ou de signifier mon désaccord face à telle ou telle thérapie, j'avais aussitôt droit au supplice ultime: les électrochocs.

Quel cauchemar! Juste à la pensée qu'un jour je pourrais être à nouveau soumise à ce genre de traitement inhumain, j'en frissonne. Je me remémore avec beaucoup de peine cette période particulièrement odieuse de mon internement. Si j'en parle aujourd'hui, c'est dans l'espoir que ces actes de barbarie ne se répéteront plus jamais dans les institutions psychiatrique du Québec ou d'ailleurs.

Le pire c'est que les malades savaient à l'avance qu'ils seraient «victimes» d' électrochocs. En effet, tous ceux et celles qui, comme moi, avaient suffisamment de lucidité se rendaient bien compte de ce qui les attendait lorsqu'on les prévenait, la veille au soir, qu'ils ou elles n'auraient pas droit au petit déjeuner le lendemain matin. Cela signifiait que ces patients étaient sur la liste des personnes qui devaient recevoir un électrochoc.

Imaginez le drame que nous devions vivre en pensant à cette perspective effrayante. Moi, personnellement, je passais chaque fois une véritable nuit de terreur. Je ne pouvais absolument pas fermer l'oeil et je me retrouvais complètement épuisée au matin avec les nerfs à fleur de peau. J'attendais avec angoisse que l'on vienne me chercher pour m'amener dans la «salle des tortures». D'autres flanchaient sous la pression et se débattaient comme des diables dans l'eau bénite pour ne pas subir le sort qu'on leur imposait de force. C'était alors les hurlements. Des malades s'accrochaient désespérément à leur lit, mais leur résistance était vaine. Les infirmiers n'hésitaient pas à avoir recours à la brutalité pour les obliger à les suivre.

Toutes ces pauvres loques humaines qui se battaient avec l'énergie du désespoir, c'était effrayant à voir. On aurait dit un film d'horreur qui se déroulait sous mes yeux. Dans ce cas précis, la réalité dépassait malheureusement la fiction.

Malgré ma répugnance à subir des électrochocs, j'ai toujours essayé de me contrôler. Je savais que, de toute façon, je ne pouvais pas y échapper. Je tentais donc d'affronter ce qui était pour moi un véritable martyre, en conservant une certaine dignité. Je jouais les braves mais, intérieurement, j'étais anéantie par la peur. Je préférerais ne pas avoir à reparler de tout ça aujourd'hui, mais je dois tout dire. Je me suis juré de le faire afin que mon témoignage serve à protéger de différentes formes d'abus tous ceux et celles qui auront, comme moi, à subir des traitements psychiatriques.

Je reviens donc à ces jours de profondes souffrances autant physiques que morales, au cours desquels j'étais inscrite à l'horaire pour recevoir des électrochocs. On me libérait alors les chevilles que l'on avait solidement attachées pour la nuit aux barreaux de mon lit et on me conduisait dans une petite salle d'attente, au deuxième étage de l'établissement.

Plus j'approchais de cette salle, plus j'avais de la difficulté à conserver mon calme. J'entendais des bruits bizarres comme des cris étouffés. Parfois un hurlement interminable venait tout à coup déchirer l'atmosphère déjà extrêmement tendue qui régnait là. En arrivant sur place, je voyais toutes ces patientes entassées les unes sur les autres qui attendaient de passer aux électrochocs.

Imaginez la scène. Nous étions toutes là à nous regarder dans un silence de mort comme des bêtes apeurées qui s'en vont à l'abattoir. Puis, deux infirmiers costauds venaient chercher l'une d'entre nous. Si elle offrait la moindre résistance, on la tirait fermement par un bras ou par un pied (si elle s'était jetée par terre) et on la conduisait de force dans une petite salle connexe où avaient lieu les séances d'électrochocs.

J'ai assisté à des scènes fort disgracieuses pour ne pas dire totalement révoltantes. J'ai vu, entre autres, certaines patientes qui se débattaient un peu trop être victimes d'une prise de tête qui les étouffait suffisamment pour leur enlever toute envie de crier ou d'opposer la moindre résistance. Épouvantées par un tel spectacle, les autres patientes se mettaient à hurler comme des déchaînées et c'était alors la pagaille complète.

Puis venait mon tour de passer aux électrochocs. Je suivais docilement la personne qui venait me chercher afin de ne pas envenimer mon cas. Je croyais un peu naïvement que si je me montrais gentille et soumise, la direction réduirait le nombre de mes séances d'électrochocs et diminuerait aussi le nombre de mes piqûres.

J'arrivais donc dans cette petite salle au milieu de laquelle se trouvait une table. Au mur, il y avait toutes sortes de machines toutes plus effrayantes les unes que les autres. On m'installait sur cette table, en m'y attachant solidement les bras et les jambes. On me mettait aussi un baillon en caoutchouc dans la bouche pour que je n'avale pas ma langue pendant l'électrochoc. Puis venaient les derniers préparatifs et l'installation des électrodes sur mes tempes. J'attendais, immobilisée par mes liens, mais surtout par la peur que l'on vienne brancher le courant. Pas la moindre anesthésie... Pas le moindre calmant. Alors qu'on nous bourrait de pilules à coeur de jour, on s'assurait bien que nous soyions complètement à froid pour subir ces électrochocs.

La douleur était si vive que je ne trouve pas les mots pour la décrire. Tout ce que je vois comme image c'est une immense boule de feu qui s'abattait sur ma tête et m'assommait. Je sombrais immédiatement dans une inconscience lourde et malsaine. J'imagine que l'on me recouvrait alors la tête et tout le reste du corps, comme on le faisait pour les autres, d'un drap pour me ramener à ma cellule.

J'ai vu sortir d'autres patientes de ces séances d'électrochocs, le corps ainsi recouvert comme des cadavres que l'on amène à la morgue. Je me rappelle qu'une fois le drap a glissé et nous avons pu voir le visage de cette femme qui venait tout juste de subir un électrochoc... Elle était méconnaissable. Sa bouche était croche et son visage, marqué par une cyanose, était bleu.

Je n'ai jamais su combien de temps pouvait s'écouler exactement entre la perte de conscience qui suivait immanquablement chaque séance d'électrochocs et mon réveil. Tout ce que je me rappelle, c'est que lorsque je me réveillais on me faisait boire un jus très sucré. J'ai appris plus tard que ce jus servait à nous réhydrater et venait ainsi contrer les effets nocifs des électrochocs sur le plan de la déshydratation du corps.

Si, de l'avis de nombreux spécialistes, les électrochocs peuvent avoir leur utilité pour aider tout particulièrement les malades qui sont victimes de dépression chronique et profonde, plus personne ne croit aujourd'hui à la nécessité de les administrer à froid. On prend maintenant la peine d'anesthésier les patients avant de les soumettre à des traitements d'électrochocs.

Pourquoi ne le faisait-on pas à l'époque où j'ai été internée à Saint-Michel-Archange? Était-ce par ignorance? J'hésite à le croire car il me semble avoir entendu dire que, dans d'autres hôpitaux psychiatriques, on prenait la peine d'endormir les patients avant les électrochocs. De toute façon, ça n'a guère d'importance aujourd'hui... Je regrette seulement que tant de gens aient souffert inutilement. On sait maintenant que les électrochocs sont aussi efficaces lorsqu'ils sont appliqués sur un patient endormi que sur un patient éveillé.

En repensant à tout ça, je me dis que l'on aurait pu sans doute atténuer grandement l'impact psychologique très négatif qu'avait ce genre de traitement sur les malades, si on s'y était pris autrement. Si, par exemple, on avait pris la peine de nous expliquer, du moins aux malades qui étaient suffisamment lucides pour le comprendre, l'utilité de ces électrochocs. On aurait pu aussi utiliser une approche plus douce, plus humaine pour nous conduire dans cette salle qui devenait à nos yeux un véritable endroit de torture. On aurait pu enfin mieux nous isoler, afin que nous ne puissions pas voir ce qui arrivait aux autres patients.

Alors que l'on avait affaire à des personnes qui étaient déjà émotionnellement perturbées, on ne se souciait pas de ménager leur peur et leur angoisse. Certains me répondront peut-être que l'on n'avait ni le temps ni les ressources physiques et humaines pour prendre tant de précautions, mais je continue à penser que ça aurait facilité les choses pour tout le monde. Pour les malades d'abord, qui auraient été traités avec plus de dignité. Pour le personnel aussi de ces hôpitaux, qui n'aurait pas eu à se battre contre des malades qui, en étant regroupés dans une salle minuscule, succombaient plus facilement à diverses formes d'hystérie collective.

J'ai lu récemment dans l'excellent livre du docteur Peter R. Breggin, publié chez Payot et intitulé *L'ÉLECTROCHOC, ses effets invalidants sur le cerveau*, que l'on a commencé à pratiquer l'électrochoc dans les grands hôpitaux d'Amérique du Nord en 1943. Cela signifie que c'était encore relativement nouveau, au moment de mon internement qui se situe entre 1948 et 1952. Le docteur Breggin mentionne dans son livre qu'à cette époque, et je cite «on commença à pratiquer l'électrochoc dans les grands hôpitaux psychiatriques publics, souvent dans le seul but de maîtriser des malades nombreux, indisciplinés ou peu coopératifs».

C'est tout de même étonnant qu'un médecin aussi réputé admette que dans les années quarante et cinquante, il ait pu y avoir certains abus dans ce domaine. Tout en reconnaissant la valeur des électrochocs pour soigner les schizophrènes et les dépressifs psychotiques graves, ce docteur a tout de même certaines réserves.

D'autres spécialistes se sont aussi interrogés sur les dangers réels d'une surdose d'électrochocs. Un traitement peut être valable si on l'applique raisonnablement, mais il devient nocif si on en exagère l'application. Si on se fie à certaines données expérimentales, il semble que les effets nocifs de cette thérapie soient proportionnels au nombre de traitements reçus.

Après l'euphorie générale qu'avait suscitée la découverte des électrochocs comme remède à bien des déficiences mentales, il semble qu'aujourd'hui on soit beaucoup plus prudent dans l'utilisation de cette médecine de choc.

Certains médecins refuseraient d'ailleurs maintenant de l'utiliser. Si je suis heureuse de cette nouvelle, je regrette cependant d'avoir servi, comme tant d'autres, de cobaye à froid pour des expériences qui sont aujourd'hui remises en question.

Si je me suis attardée un peu plus longuement sur cet épisode des électrochocs c'est qu'il reflète, selon moi, particulièrement bien le climat général de terreur qui régnait à Saint-Michel-Archange pendant les cinq années où j'y ai été internée.

C'était un véritable ENFER. C'était la PEUR, présente chaque jour... C'était la peur des traitements, la peur d'être battue, la peur des piqûres, la peur des électrochocs, la peur des drogues, mais surtout la PEUR d'être enfermée là pour le reste de ses jours, sans espoir d'en sortir.

Manque de contacts avec les médecins. Surdose de médication. Usage abusif de la violence de la part du personnel infirmier. Pratique exagérée de diverses formes de prévention qui reléguaient plusieurs d'entre nous dans des cellules exiguës sans possibilité de pouvoir communiquer avec l'extérieur. Tout ça était le lot de la majorité des patients internés à Saint-Michel-Archange dans les années quarante et cinquante.

Il me semble que si j'avais pu voir mon psychiatre plus régulièrement et dialoguer avec lui sur la nature de ma maladie et les différents symptômes qui y étaient rattachés, j'aurais pu guérir plus rapidement. J'aurais aimé aussi, pendant mon séjour là-bas, être plus souvent en contact avec certains autres malades. Je ne parle pas ici des patientes dangereuses ou agitées qui risquaient à tout moment de s'attaquer à nous, mais de certaines autres femmes qui étaient plus lucides et qui auraient pu partager avec moi leurs sentiments, leur vécu.

J'ai toujours aimé parler aux gens et échanger avec eux. Pendant cinq ans, j'ai dû me taire car je n'avais personne à qui me confier. Droguée le plus souvent, isolée sans raison valable dans ma cellule, j'ai passé cinq ans de ma vie à attendre, seule, que quelqu'un vienne enfin s'occuper de moi. Alors que j'aurais eu besoin que l'on m'aide et que l'on me donne un peu de chaleur humaine, je n'ai pu compter que sur ma détermination et ma volonté inébranlable de guérir et de sortir un jour de cette prison.

Je passais mes journées à somnoler dans un coin de ma cellule, prostrée sur mon petit lit à espérer que quelque chose arrive. Mais il ne se passait jamais rien. Lorsqu'on venait me voir, c'était pour me laisser ma pitance quotidienne, pour m'administrer une intraveineuse ou m'emmener pour subir un électrochoc.

On s'étonnera ensuite que j'aie souffert de dépression pendant toutes ces années. Tout, autour de moi, était déprimant. Ma solitude était parfois intenable.

11

LA FORCE DE LA FOI

Que faire quand personne ne nous adresse la parole ? Vers où se tourner quand l'espoir se meurt lentement en soi? Je n'avais plus que ma foi en l'au-delà pour me sauver. Mes prières quotidiennes au Seigneur m'ont permis de survivre dans cet enfer. Si je n'avais pas eu la foi, je serais sûrement morte de chagrin. On ne peut pas vivre sans amour... On ne peut pas vivre sans l'espérance qu'un jour ses années de souffrances vont prendre fin.

Toute ma vie, j'ai eu la foi. Toute petite, j'adorais assister aux différents offices religieux. Cette ferveur religieuse me vient de très loin. Je me souviens qu'à mon école à la Congrégation Notre-Dame, Mère Maxime et Marc Hémont, le vicaire de la paroisse Saint-Malo, m'ont tellement bien préparée à ma première communion que ça m'est toujours resté dans la mémoire.

D'aussi loin que je me souvienne, la prière a toujours été pour moi un réconfort. Loin de diminuer ma foi, les épreuves que j'ai traversées pendant mes cinq années d'internement m'ont rapprochée de Dieu. Il était ma seule force. Il était surtout la seule présence capable de m'apporter un certain réconfort dans cet océan d'indifférence qui m'entourait et qui risquait à tout moment de me submerger.

Je l'ai senti tant de fois présent à mes côtés dans les moments difficiles. Je l'implorais de m'aider lorsque j'étais morte de peur à l'idée de recevoir d'autres électrochocs. C'est devenu un confident, un ami qui, au fil des ans, a pris de plus en plus de place dans mon coeur. Encore aujourd'hui, je ne passe pas une journée sans prier.

Le Seigneur m'apporte la sérénité dans les épreuves que j'ai parfois à vivre. Je partage aussi avec lui mes moments de bonheur. Je lui demande d'aider les autres, en particulier ceux et celles qui, comme moi, ont à combattre des problèmes émotionnels. Nous avons tous besoin de Dieu. Le plus merveilleux, c'est qu'il est toujours là. On a beau l'oublier, pendant un certain temps, lorsqu'on a besoin de lui, on peut trouver en Jésus, le protecteur, le confident, l'ami qui peut nous comprendre et nous aimer sans condition, sans compromis.

À Saint-Michel-Archange, les prières que j'adressais à Dieu étaient simples et directes. J'ai toujours préféré m'adresser au Seigneur sous la forme de dialogues plutôt que de réciter des prières apprises par coeur et que l'on dit trop souvent par habitude, sans en comprendre tout le sens et toute la portée. Je préférais lui parler comme on parle à un ami. C'était de toute façon le seul véritable ami que j'avais là-bas.

Quelques personnes se sont montrées gentilles, à l'occasion, et même compréhensives envers moi, pendant mes cinq années d'internement, mais leurs visites étaient si rares et le temps qu'elles pouvaient me consacrer était si court, que je savais instinctivement que je ne devais pas trop compter sur elles. Je ne devais surtout pas fonder quelque espoir que ce soit sur l'aide réelle qu'elles pouvaient m'apporter dans ma lutte pour sortir de cette institution psychiatrique.

Infirmières ou religieuses, elles étaient là pour accomplir un travail. Si certaines tentaient de nous apporter un peu de chaleur humaine, elles ne pouvaient faire plus. Il fallait chercher ailleurs un réconfort plus durable. Moi, j'ai misé sur Jésus, Notre Seigneur, le Sacré Coeur de Jésus. Grâce à lui, j'ai pu m'en sortir.

Il m'arrive aussi de prier, à l'occasion, la vierge Marie ou la bonne sainte Anne, mais je reviens toujours au Sacré Coeur de Jésus. Je me sens en confiance avec lui. Je peux tout lui dire, autant mes joies que mes peines.

Certains diront que plus on vieillit plus on a besoin de se rapprocher du Seigneur. Moi, je dirais plutôt que Jésus c'est le compagnon de toute une vie. Il est toujours là à nos côtés. Sa présence est discrète, il ne s'impose jamais à nous. C'est à nous de le contacter si nous voulons qu'il se manifeste. C'est vrai qu'en vieillissant, on trouve peut-être plus de temps pour lui parler. Le tourbillon de la vie se calme un peu lorsque l'on franchit le cap de la soixantaine. La sagesse s'installe lentement en nous et on revient aux choses plus essentielles. L'approche de la mort, qui est inévitable pour chacun de nous, en fait réfléchir plus d'un. C'est souvent l'occasion de faire le bilan de sa vie et de mieux comprendre le rôle important que le Seigneur a pu y jouer.

Je sais, quant à moi, que Jésus a été ma véritable bouée de sauvetage à Saint-Michel-Archange. Dans mes moments de grande lucidité comme dans mes moments de trouble, il m'a apporté beaucoup de support. Même si les cinq années que j'ai passées dans un hôpital psychiatrique m'ont paru une éternité, j'ai pu, grâce à la prière, oublier de temps à autre les conditions pénibles dans lesquelles je devais vivre.

J'aurais voulu voir plus souvent des prêtres au cours de mon internement. J'aurais aimé aussi assister à plus de messes, mais ce n'était pas possible. J'étais condamnée à l'isolement. Je n'ai pu, en fait, assister qu'à deux messes en cinq ans. À chaque fois, ça m'a fait tellement de bien que j'en ai eu pour des semaines à vivre dans une sorte de félicité. La spiritualité a toujours ajouté à ma vie une dimension que je n'ai trouvée nulle part ailleurs, ni dans le succès international, ni dans les plus grandes amitiés, ni dans les amours les plus sincères.

Pendant mon hospitalisation, je me suis sentie tellement près de Dieu que je me suis mise à repenser à cette vocation pour la vie religieuse que j'avais refoulée au plus profond de moi quand j'avais choisi de faire carrière dans le milieu artistique.

Dans mes moments de grande tristesse, je m'imaginais dans un beau grand couvent à mener une vie contemplative, une vie consacrée à l'amour du Seigneur. Il me semble que ce genre de vie m'aurait apporté tant de paix, tant de bonheur. Ce n'était malheureusement pas mon destin. À la vie calme et paisible du couvent, j'avais préféré la vie bruyante et mouvementée d'une vedette internationale de la chanson.

J'en payais aujourd'hui le prix. Le monde du silence et de la solitude avait remplacé celui des fêtes endiablées et des rires des amis qui étaient si nombreux lorsque j'étais au sommet de ma gloire. Depuis que j'étais à Saint-Michel-Archange, ils avaient mystérieusement disparu, un à un, sans laisser d'adresse.

Seul le Seigneur était demeuré mon compagnon de route au cours de ma longue déchéance. Il avait tellement souffert lui-même qu'il pouvait comprendre la peine si profonde que je pouvais ressentir. Comme lui et comme tous les autres malades, j'ai dû souffrir l'humiliation, l'injustice aussi. Il me semblait alors que tous ceux qui auraient pu m'aider à l'extérieur de l'hôpital m'avaient trahie et laissé tomber.

Pas de visites de l'extérieur. Peu de contacts avec le personnel de l'hôpital, si ce n'est pour les soins essentiels. Peu de contacts aussi avec les autres malades puisque j'étais constamment isolée dans ma cellule. Je menais une vie misérable...

Certains jours, je me réveillais avec une envie folle d'aller rejoindre les autres patientes dans la grande salle. L'été, j'espérais avoir la permission d'aller me promener à l'extérieur dans la cour. Mais c'est arrivé si peu souvent en cinq ans. Cinq ou six fois à peine. Le reste du temps, c'était la cellule. On me gardait en cage comme un animal de cirque.

Il m'arrivait de tellement m'ennuyer, le soir, que je collais mon oreille sur un mur de ma cellule pour entendre ne serait-ce qu'un souffle de vie autour de moi. Mais rien ne venait briser le silence. Sauf, parfois, le bruit lourd d'une porte qui se referme. Ou encore le rire démoniaque d'une malade en état de crise.

D'autres fois, c'était tout le contraire. Un bruit infernal sortait de chacune des cellules, comme si tout le monde s'était donné le mot pour hurler en même temps sa peine ou sa rage de vivre. Les cris des unes réveillaient les angoisses des autres et on entendait ce triste concert de lamentations des nuits entières. Il n'était alors pas question de dormir! Je tentais tant bien que mal de me boucher les oreilles pour oublier les différents drames qui se jouaient autour de moi.

Depuis ma sortie de Saint-Michel-Archange, on m'a souvent demandé si j'avais été témoin ou victime de sévices corporels ou d'agressions sexuelles. Je dois dire en toute honnêteté que non. Même si je reproche aux membres du personnel qui s'occupaient de nous de ne pas avoir toujours été à la hauteur des responsabilités qui leur incombaient, je ne peux pas les accuser d'avoir battu ou violé qui que ce soit devant moi.

Comme je l'ai déjà écrit ailleurs, certains ont abusé de leur force pour nous imposer des traitements que nous aurions refusés autrement, mais de là à dire qu'ils nous ont frappées, il y a une marge. Je ne dis pas que ce n'est pas arrivé, je dis simplement que je n'en ai pas été témoin ou victime. Craignait-on de s'attaquer à la grande Alys Robi ? Peut-être...

Comme j'ai pu rarement parler aux autres malades, je n'ai jamais reçu de confidences à ce sujet. Quand on se rencontrait, on avait tellement peur des infirmiers ou des religieuses que l'on osait à peine se murmurer quelques mots. Le dialogue se déroulait sous la forme de chuchotements presque inaudibles. Dès que l'une de nous se rendait compte qu'elle attirait trop l'attention, elle se retirait dans un mutisme prudent. Il ne fallait pas faire de bruit. Il ne fallait surtout pas déranger. Sinon des regards réprobateurs se levaient sur nous et les réprimandes ou les punitions ne tardaient pas à venir.

Dans cette mer de solitude, je me souviens tout de même de quelques moments heureux quand garde Dubé ou une religieuse, dont j'ai malheureusement oublié le nom, venaient me voir dans ma cellule. Garde Dubé était merveilleuse. C'était une belle jeune dame avec des cheveux bruns toujours bien coiffés. Elle a été bonne pour moi et elle s'est montrée particulièrement compréhensive dans les moments difficiles. Son travail n'était pas de tout repos puisqu'elle était affectée à la salle d'électrochocs. Elle se montrait si gentille avec moi qu'elle réussissait toujours à me calmer et à me faire rentrer de plein gré dans cette salle où je devais subir la torture des électrochocs.

Quant à la religieuse, elle avait déjà été hospitalisée à Saint-Michel-Archange. Elle comprenait donc ce que nous pouvions vivre. Elle savait trouver les bons mots pour nous donner un peu de joie et pour nous sécuriser. Il y avait une grande bonté dans son regard. Sa sensibilité et sa générosité transpiraient dans tout son corps et dans tous ses actes. Elle m'a tant donné alors que j'en avais tant besoin. Évidemment, elle avait à s'occuper de beaucoup d'autres malades et je n'ai pas pu la voir aussi souvent que je l'aurais voulu. Je garde cependant d'elle un excellent souvenir.

Je me souviens aussi de Mère Sainte-Rose. Une soeur au coeur aussi gros et généreux que son tour de taille. Elle me protégeait des autres malades trop violentes qui voulaient me faire un mauvais parti parce que j'étais Alys Robi, la chanteuse... Je me rappelle qu'une fois une patiente affreusement laide – elle avait du poil comme un porc sur le visage – avait voulu s'en prendre à moi. Sa tête presque chauve était la plupart du temps recouverte d'un vieux béret bleu. J'avais osé lui conseiller de laver ce béret qui sentait tellement mauvais que ça me donnait la nausée. En entendant ma suggestion, elle était devenue folle de rage. Elle s'était alors jetée sur moi, en hurlant qu'elle allait m'égorger et qu'ainsi je ne pourrais plus jamais chanter.

J'ai eu si peur que je me suis réfugiée derrière la corpulente Mère Sainte-Rose. Comme la furie qui m'attaquait ne me voyait plus, elle s'est calmée peu à peu et j'ai pu ainsi retourner dans ma cellule en toute sécurité. J'en ai eu pour des semaines à faire des cauchemars et à rêver à cette femme qui voulait m'organiser les cordes vocales à sa façon. J'en ris aujourd'hui, mais j'avais trouvé la scène beaucoup moins amusante à l'époque.

Il me revient à la mémoire une autre scène cocasse qui m'avait aussi causé bien du tort. Ça s'est passé pendant l'une de mes rares sorties dans la cour de l'hôpital. C'était l'été. Il faisait très beau et le personnel nous avait préparé une sorte de pique-nique pour le moins rudimentaire puisque tout ce qu'il y avait au menu c'étaient des bananes que l'on avait mises dans de grosses chaudières en fer blanc... Oui... Oui... Comme celles dont on se sert pour nourrir les animaux. Les plus gentilles d'entre nous avaient droit à une banane.

J'ai eu droit à la mienne et j'en fus très heureuse. Mon plaisir fut cependant de courte durée puisqu'une autre patiente vint s'en emparer avant que j'aie pu en prendre une seule bouchée. J'ai eu beau lui demander poliment de me redonner ma banane, elle n'a rien voulu savoir. Le ton a monté peu à peu entre nous jusqu'à ce que la chicane éclate vraiment. J'étais furieuse (avec raison me direz-vous) mais j'avais oublié, une fois de plus, la règle d'or à Saint- Michel-Archange: NE JAMAIS ATTIRER L'ATTENTION SUR SOI...

On m'a immédiatement ramenée dans ma cellule en m'accusant d'avoir attaqué une autre patiente et j'ai eu droit, le lendemain, à l'électrochoc. La fête était finie pour moi. Mademoiselle Robi s'était montrée agitée et il avait fallu la calmer en utilisant les grands moyens.

12

LA LOBOTOMIE

Plus le temps passait, plus je désespérais de pouvoir sortir, un jour, de Saint-Michel-Archange. Presque cinq ans s'étaient écoulés et j'en étais toujours au même point. Chaque matin, à mon réveil, je me demandais ce qui allait m'arriver. J'attendais des développements qui ne se produisaient jamais. J'avais beau interroger les gens autour de moi, personne ne voulait répondre à mes questions.

Si l'on demeurait généralement poli avec moi, il n'en était pas de même avec toutes les patientes. Certaines se faisaient carrément traiter de folles. J'ai moi-même pu lire plus d'une fois le mépris dans les yeux d'un interlocuteur à qui je m'adressais pour obtenir certains détails sur ma condition ou sur ce qui m'attendait. Je ne savais pas alors que je serais fréquemment confrontée à ce genre de mépris, longtemps après ma sortie de l'hôpital. On aurait dit que pour certaines personnes, je portais au front la marque indélébile d'une maladie honteuse et que j'étais coupable de quelque chose (la maladie mentale) de répréhensible.

Les quolibets et les moqueries à peine voilées étaient notre lot quotidien à Saint-Michel-Archange. Il n'en fallait pas plus pour me pousser au découragement. Quand il m'arrivait d'atteindre le fond du baril, je pensais parfois au suicide. Est-ce le courage qui m'a manqué? Est-ce la foi en Dieu ou l'espoir qu'un jour ce cauchemar allait prendre fin?

Toujours est-il que je n'ai jamais commis l'irréparable. Je savais au fond de moi que rien ne justifie le fait de mettre volontairement fin à ses jours. Alors que l'on croit qu'il n'y a aucune issue possible, quelqu'un nous tend la main.

Le destin peut être cruel parfois, mais il peut aussi nous réserver des surprises. Un beau soir, après le souper, alors que je m'apprêtais sans enthousiasme à tuer le temps en attendant que le sommeil me délivre enfin de mon ennui, une visite inattendue vint   bouleverser l'ordre des choses et précipiter le cours des événements.

— Mademoiselle Robi, je vais vous administrer une petite injection, m'avait dit en entrant une femme que je ne connaissais pas et qui s'était contentée de dire qu'elle était médecin.

Je me laissai faire sans rien dire et sans poser plus de questions. J'avais appris avec le temps que je n'avais pas vraiment le choix de m'opposer ou non à tous les traitements que l'on m'administrait. Si j'osais me plaindre, on n'hésitait pas à doubler la dose pour me faire taire.

J'imagine qu'elle m'avait injecté un somnifère quelconque puisque je tombai peu à peu dans une certaine léthargie. Je l'entendis à peine me dire qu'on allait m'opérer le lendemain matin et que, pour cela, on devait couper mes longs cheveux. Je tombai profondément endormie immédiatement après son départ.

Cette nuit-là, mon sommeil fut peuplé de fantômes de toutes sortes. Je voyais des gens s'affairer autour de moi sans trop comprendre ce qu'ils faisaient. Était-ce un rêve ou la réalité ? Je frissonnais de tout mon corps au contact froid et brutal des lames d'une longue paire de ciseaux qui se frayait un chemin dans mon épaisse chevelure.   Chaque mèche de cheveux qui tombait de ma tête me rappelait cruellement mon impuissance.

– Mes cheveux... On a coupé mes beaux cheveux.

J'étais au bord de l'hystérie. En me réveillant, j'avais constaté que l'on avait profité de mon sommeil pour me raser complètement la tête. Dès que j'avais ouvert les yeux, j'avais machinalement porté les mains vers ma longue chevelure. Elle avait disparu. Je ne comprenais pas ce qui se passait et je hurlai pour que l'on vienne me donner des explications. Pour une fois, j'eus droit à une réponse.

– On va vous opérer aujourd'hui, mademoiselle Robi.

– M'opérer ?

J'en restai bouche bée. Je m'attendais à tout, sauf à cela. Jamais, au cours des semaines précédentes, on ne m'avait laissé entendre que je pourrais être soumise à une intervention chirurgicale de quelque nature que ce soit.

– Mais pourquoi m'opérer, balbutiai-je en proie à une grande inquiétude.

Encore une fois, je me sentais dépassée par les événements. On décidait de mon avenir sans me consulter, sans même prendre le temps de m'expliquer ce qui allait m'arriver. Je me souvins tout à coup de la visite que j'avais eue la veille, de cette femme médecin qui avait attendu que je sois sous l'effet d'un puissant somnifère pour m'apprendre avec détachement qu'on allait m'opérer.

– Je veux parler à un médecin, m'écriai-je.

– Oui... oui... Vous le verrez bientôt, me répondit-on avec un agacement à peine voilé.

Il était inutile d'insister. Je n'en saurais pas plus. De toute façon, j'avais déjà une bonne idée de ce qu'on allait me

faire. Si on m'avait rasé la tête, c'était sûrement pour effectuer une intervention chirurgicale au cerveau. Malgré la peur,
je conservais suffisamment de calme et de lucidité pour
réaliser que ce genre d'opération n'était pas sans danger. Je
priai de tout mon coeur pour conjurer le mauvais sort.

– Seigneur, protégez-moi. S'il devait m'arriver un
malheur sur la table d'opération et si je devais mourir,
accueillez-moi auprès de vous... dans votre paradis...

Pendant que l'on me transportait sur une civière à la
clinique Roy Rousseau, un double sentiment prenait peu à
peu place en moi. D'un côté, il y avait l'angoisse justifiée
d'avoir mal, de souffrir et même de mourir et, de l'autre, je
ressentais une certaine sérénité. Je ne savais plus vraiment si
je voulais vivre ou mourir. La mort ne serait-elle pas une
délivrance? Morte, je retrouverais peut-être au ciel la liberté
perdue sur terre.

Préoccupée par toutes ces pensées, je ne me rendais pas
compte que je refaisais en sens inverse le même trajet qui
m'avait conduite de la clinique Roy Rousseau à Saint-
Michel-Archange, cinq ans plus tôt.

Attachée à ma civière, je revoyais ces mêmes murs gris,
ces mêmes couloirs interminables qui avaient scellé mon
destin pour cinq longues années. On aurait dit, pour un
moment, que je revivais ma vie à l'envers et que j'allais
replonger, malgré moi, dans l'enfer des premiers jours de
mon long calvaire. J'eus tout à coup envie de hurler... de
pousser une nouvelle fois ce long cri dans la nuit qui m'avait
déchiré l'âme, jadis...

C'est dans cet état d'esprit que j'arrivai à la salle
d'opération. Pendant tout le trajet qui m'avait menée de ma
chambre au bloc opératoire, je n'avais pas cessé d'éternuer.

Sans mes cheveux, j'avais sans doute pris froid, au cours de la nuit, dans ma cellule mal chauffée. J'avais eu beau implorer, depuis le matin, que l'on me couvre la tête, personne n'avait prêté attention à mes supplications.

Je remarquai, dès mon arrivée, qu'il y avait beaucoup d'activité dans la salle d'opération. Tout le monde semblait tellement occupé que personne ne faisait attention à moi. Quelqu'un demanda finalement que l'on me transporte de ma civière à la table d'opération. Je devins tout à coup le centre d'attraction. Tous les regards convergèrent vers moi, sauf celui d'un petit homme qui continuait de s'agiter de gauche à droite comme s'il cherchait désespérément quelque chose.

En le voyant se démener ainsi, je me souviens de m'être demandé qui était ce petit énervé qui passe son temps à se promener autour de moi sans jamais s'arrêter. C'était, en fait, le chirurgien qui allait devoir m'opérer quelques minutes plus tard. À la fin je n'y tins plus.

– Allez-vous cesser de bouger ainsi, vous m'étourdissez. C'est déjà assez énervant d'avoir à passer sous le bistouri, sans que vous en rajoutiez en plus.

Le pauvre chirurgien sembla stupéfait de m'entendre lui parler ainsi. Encore une fois tous les regards se tournèrent vers moi. Je ne voyais que les grands yeux de tous ces visages cachés par des masques et penchés sur moi. Je distinguai au loin, d'autres regards, plus flous ceux-là... C'étaient ceux d'étudiants qui étaient venus assister à une opération relativement rare à cette époque: LA LOBOTOMIE.

En un instant, je compris ce qui allait m'arriver. On allait me faire une lobotomie. J'aurais voulu me débattre et m'enfuir, mais c'était trop tard... On venait de me donner une piqûre, non pas pour dormir, mais pour me geler une bonne partie de la tête.

– NON... JE NE VEUX PAS VOIR ÇA... ENDORMEZ-
MOI... JE VOUS EN PRIE...

Cette dernière phrase resta prise dans ma gorge. J'étais
trop terrorisée pour que ces mots sortent de ma bouche. Je
réalisai tout à coup que l'on allait m'ouvrir la calotte crânienne
pour aller fouiller dans mon cerveau. Je devinais sans les voir
tous les gestes que l'on posait autour de moi. Je voyais défiler
devant mes yeux ahuris les images de mon crâne scié et
ensanglanté. J'imaginais aussi ces doigts qui plongeaient en
moi pour aller chercher et couper ce petit fil qui allait peut-
être me transformer en légume vivant comme tant d'autres
avant moi.

Je me souvenais d'avoir vu des victimes de lobotomie
défiler comme des zombies plus morts que vivants, avec de
grands yeux vides. Le même sort m'attendait-il ?

– Quel est votre nom ?

Une voix était venue me tirer de ma lugubre réflexion.
On m'interrogeait, pendant l'opération, pour que je ne devienne pas amnésique (on me l'expliqua plus tard). On me
demanda entre autres le nom de mon père, mon lieu de
naissance, le métier que j'exerçais. Je répondais à toutes ces
questions comme une somnambule.

Ma voix se mêlait aux bruits des scies, des marteaux,
des perceuses. J'entendais tout... Le sommeil me gagnait peu
à peu, mais je menais un combat féroce pour ne pas
m'endormir... Je craignais sans doute de ne plus me réveiller.

«Alys, tu ne dois pas t'endormir, me disait une petite
voix intérieure. Si tu t'endors ce sera la fin... Tu ne reverras
jamais plus la lumière.»

La lutte était inégale et mon organisme ne pouvait
l'emporter sur les puissantes drogues que l'on m'avait inocu-

lées. Mes yeux se fermèrent lourdement et j'entrai, malgré moi, aux pays des songes. Tout était si calme maintenant. Je n'avais plus peur. Les bruits avaient cessé autour de moi. Je pouvais enfin me reposer et profiter d'une quiétude que je n'avais pas connue depuis longtemps... très très longtemps.

13

L'ESPOIR RENAÎT

Lorsque je me suis réveillée, j'ai cru un moment que j'étais toujours sur la table d'opération. Il y avait encore des gens qui s'affairaient autour de moi. Ma tête était lourde mais je n'avais pas mal.

– Que m'arrive-t-il? Où suis-je? trouvai-je la force de demander.

Une voix douce me répondit que tout allait bien et que je n'avais pas à m'inquiéter.

– Tout va bien, mademoiselle Robi... L'opération est une réussite totale.

L'opération... Tout revenait à ma mémoire maintenant... Mes cheveux rasés... Le bruit des scies, des marteaux et des perceuses... Un petit homme s'approcha timidement de moi. Je reconnus le chirurgien qui m'avait opérée.

– Je suis le docteur Jean Sirois... Comment vous sentez-vous, mademoiselle Robi?

– Je vais bien, monsieur... Que m'avez-vous fait au juste?

– Nous avons dû pratiquer une lobotomie... C'était nécessaire...

J'étais trop fatiguée pour questionner davantage, mais le médecin prit le temps de m'expliquer la nature de l'intervention chirurgicale qu'il avait pratiquée sur moi. Je compris qu'il avait dû sectionner des fibres nerveuses à l'intérieur de mon cerveau. Visiblement fier de son travail, il fit approcher près de mon lit des étudiants qui me regardèrent comme «un cas» visiblement rare.

J'entendis même l'un d'eux s'étonner que je me sois réveillée, pleinement consciente de tout ce qui se passait autour de moi. De plus, il n'en revenait pas que je me souvienne de tout ce qui s'était passé quelques heures avant mon opération. Croyait-il, le pauvre, que j'avais été moi aussi transformée en légume? Je compris plus tard que j'avais été l'un des rares «cas» réussis de lobotomie. Avant moi, plusieurs malades étaient morts à la suite de ce genre d'intervention chirurgicale ou avaient été plus ou moins transformés en loques humaines.

Une religieuse parla même de miracle, en levant les bras au ciel. Miracle ou pas, j'étais bien vivante et je me sentais en pleine possession de tous mes moyens. Le Seigneur avait écouté ma prière et m'avait permis de traverser avec succès cette nouvelle épreuve.

Ma chambre se vida peu à peu et je pus enfin me retrouver seule pour réfléchir à tout ce qui venait de m'arriver. Après avoir attendu pendant cinq longues années que quelque chose se passe, j'étais heureuse de constater qu'enfin quelqu'un s'occupait de moi et faisait des efforts sérieux pour me guérir et me donner une chance de m'en sortir.

Je ne remercierai jamais assez ce bon docteur Sirois pour la qualité exceptionnelle de son travail. Même si je ne suis pas convaincue que cette lobotomie était essentielle à ma guérison, je dois admettre que dans les circonstances, ce spécialiste a agi au mieux de ses connaissances et de celles de l'époque.

En réfléchissant davantage, je me suis mise à coller un à un les morceaux de ce vaste casse-tête que représentait pour moi mon interminable séjour à Saint-Michel-Archange. Tout se précisait maintenant dans ma tête. Si on m'avait tellement isolée... si l'on avait tellement tardé à agir... c'est que l'on attendait sans doute que la technique médicale de la lobotomie soit suffisamment au point pour me l'appliquer. C'était une mince consolation que de comprendre enfin le pourquoi des choses et le sens de tout ce qui m'arrivait, mais au moins c'était toujours ça de gagné.

Une infirmière vint me tirer de mes pensées. Elle me fit un beau sourire, en s'approchant de mon lit.

— Il faudrait penser à vous reposer un peu, me dit-elle à l'oreille en vérifiant délicatement mes pansements.

Sa gentillesse et son approche humaine et même chaleureuse contrastaient étrangement avec tout ce que j'avais connu au cours des dernières années. J'allais d'ailleurs pouvoir constater au cours des semaines qui suivraient, que ce changement d'attitude à mon égard se confirmerait de plus en plus. Je n'étais visiblement plus une «folle anonyme», terrée au fond de sa cellule et que l'on droguait pour qu'elle se tienne tranquille. J'étais devenue «un cas», une «réussite médicale». Cela semblait m'auréoler d'une nouvelle gloire qui me procurait un certain respect de la part du personnel hospitalier.

— J'aimerais avoir un miroir, s'il vous plaît, m'entendis-je demander à l'infirmière qui s'apprêtait à partir.

Elle sembla hésiter un peu puis s'exécuta de bonne grâce et m'apporta ce que je demandais. J'attendis qu'elle ait quitté la chambre pour me regarder dans la glace. Sans trop savoir pourquoi, je sentis une certaine peur m'envahir. En voyant mon reflet dans le miroir, je ne pus réprimer un cri.

— Mon Dieu... Que m'ont-ils fait ?

Je fus saisie d'effroi à la vue de mon visage blême et de mes yeux cernés... Mais surtout, c'est ce crâne rasé et entouré de larges pansements qui me fit horreur. Maintenant que j'étais plus lucide, je me rendais pleinement compte de tout ce qui s'était passé. Pour un instant, je n'avais pas reconnu en cette patiente chauve la jeune femme de 29 ans que j'étais devenue.

– Ma pauvre Alys... Où sont passés tes beaux cheveux dont tu étais si fière ?

Je pleurai doucement, sans rage et sans haine. J'aurais pu en vouloir au monde entier pour tous les malheurs que j'avais connus et pourtant, à ce moment précis, je ressentais plutôt une certaine paix en moi. Je savais que le gros de la tempête était passé et que tout irait mieux pour moi désormais. Le temps était au beau fixe et il fallait en profiter pour reprendre ma route sur une mer moins tourmentée.

«Ça va aller maintenant, me disait ma petite voix intérieure à la fois complice et rassurante. Tu verras, ton séjour au royaume des ombres tire à sa fin et tu pourras bientôt reprendre ta marche vers la lumière.»

Le pire était effectivement passé et je pouvais enfin espérer des jours meilleurs. Les semaines qui suivirent vinrent confirmer mes espoirs. Selon les dires des médecins et du personnel qui prenaient soin de moi, ma convalescence se déroulait à un rythme accéléré. Je ressentais bien sûr certaines douleurs à la tête, mais on m'administrait des calmants qui m'aidaient à supporter le mal.

Un médecin m'expliqua qu'il était normal que je ressente une certaine souffrance à la tête puisque l'incision qu'ils avaient pratiquée pour m'enlever la calotte crânienne était aussi large que le petit doigt. Après l'opération, les médecins avaient dû recoudre le tout à l'aide de points de suture et d'agrafes. En guérissant, la plaie se refermait, causant par le fait même des tensions douloureuses.

J'étais tellement contente de tous les progrès que je faisais autant sur le plan physique que mental que j'acceptais volontiers de souffrir encore un peu. Je me trouvais chanceuse que le neurochirurgien ait réussi à trouver le bon nerf à couper dans mon cerveau. J'avais maintenant une chance de guérison complète et je n'allais pas la laisser passer. Chaque jour, j'exerçais ma mémoire pour éviter toute forme d'amnésie permanente ou même partielle. Je ne devais rien oublier de mon passé car il était la clé de mon avenir.

Tout ce que j'avais vécu, même les choses les plus dures, devaient rester bien présentes dans ma mémoire pour m'aider à remonter la pente. Je voulais éviter à tout prix de commettre à nouveau les erreurs qui m'avaient conduite dans cet enfer qui avait pour nom «la maladie mentale».

Ma jeunesse, ma bonne santé physique et surtout une détermination farouche allaient contribuer à accélérer ma guérison. Chaque jour je reprenais de nouvelles forces. Mon moral s'améliorait lui aussi. Je reprenais peu à peu espoir.

– J'ai une bonne nouvelle pour vous, me dit une infirmière en entrant de bon matin dans ma chambre.

Je me contentai de sourire, en attendant qu'elle m'en dise plus long.

– Vous n'êtes pas curieuse... reprit-elle un peu déçue que je ne la questionne pas davantage.

J'appris finalement qu'on allait bientôt m'enlever mes points de suture. Cela signifiait une autre étape importante vers ma complète guérison... Un autre pas vers la liberté...

J'en étais sûre maintenant, les événements allaient continuer à se précipiter pour moi. Une religieuse vint quelques jours plus tard confirmer mon intuition.

– Vous partez aujourd'hui même, mademoiselle Robi...
Commencez à vous préparer en conséquence.

– Je pars?

Je n'en croyais pas mes oreilles. J'avais attendu ce
miracle, ces paroles magiques pendant plus de cinq ans et
maintenant que ça se produisait j'avais de la difficulté à
réagir. J'aurais dû hurler de joie, mais je ne sentais au fond de
moi qu'une vague méfiance. Comme je ne réagissais pas
assez vite à son goût, la religieuse se fit plus pressante.

– Allons... Dépêchez-vous... On vous attend au parloir.

– On m'attend... ?

Décidément, j'allais de surprise en surprise. Qui pouvait
donc être là? Mon père, sans doute. Il y avait si longtemps que
je ne l'avais vu. Un long frisson me parcourut tout le corps.
Tout allait si vite. Je devais, malgré tout, garder le contrôle de
la situation. Je pris une grande respiration, sous le regard
impatient de la religieuse.

– Je vous suis dans quelques minutes, le temps de
ramasser mes affaires, lui dis-je pour la calmer un peu.

La religieuse sortit avec un déplaisir évident. Je ne me
souciais guère de sa réaction car j'avais bien d'autres choses
en tête. Je pris le temps de jeter un dernier regard sur ma
chambre. Ce n'était pas la cellule dans laquelle j'avais été
enfermée pendant si longtemps, mais elle m'inspirait le
même dégoût. J'eus soudain une envie irrésistible de quitter
au plus vite cet endroit maudit. Je rangeai le peu d'effets
personnels que je possédais dans la petite valise que j'avais
à mon arrivée, cinq ans plus tôt. Mes gestes étaient nerveux.
Je refermai ma valise en tremblant.

Mon coeur se mit à battre à plein régime dans ma
poitrine. Je courus hors de la chambre, sans me retourner,
laissant derrière moi ces fantômes qui m'avaient hantée
pendant si longtemps.

TROISIÈME PARTIE

LA MARCHE
VERS LA DIGNITÉ

14

LE RETOUR
AU MONDE DES VIVANTS

J' essayai de me calmer un peu avant d'arriver au parloir. J'étais tellement émue et excitée à la fois que j'avais peur de m'effrondrer, en voyant mon père. Mes efforts restèrent vains. J'avais tellement hâte d'être enfin libérée de ma prison que je courais presque malgré moi dans l'escalier qui devait me conduire au parloir qui devenait le symbole de ma liberté retrouvée.

Je ne vis pas la dernière marche et je faillis tomber en pleine face. Sous l'impact, ma petite valise, mal fermée, s'ouvrit toute grande et mon linge s'éparpilla sur le plancher. J'étais si déçue de ma maladresse que j'en aurais pleuré.

– Alys...

Mon père avait crié mon nom en s'approchant lentement de moi. Agenouillée pour ramasser mon linge, je relevai la tête dès que j'entendis sa voix.

– Papa, criai-je à mon tour, en me précipitant vers lui.

Je pleurais de joie et mes larmes venaient mouiller mes joues rougies par l'émotion. Je me jetai dans ses bras, incapable de prononcer une seule parole. J'aurais voulu à ce moment-là que papa me serre longuement et tendrement contre lui, mais il en était incapable. Comme toujours, il refusa de montrer ses émotions. Il me repoussa doucement, en toussant un peu pour reprendre sa contenance.

– Allons ramasser ton linge qui traîne partout et partons d'ici, me dit-il avec une larme qui brillait au coin de son oeil.

J'obéis sans dire un mot. Je savais qu'il était aussi ému que moi et je respectais sa froideur apparente. Il était aussi déchiré que moi intérieurement. La seule différence, c'est qu'il ne savait pas comment le montrer. Nous avons donc replacé les quelques vêtements que j'avais dans ma valise et nous sommes partis ensemble. Le père et la fille qui se retrouvaient après environ quatre ans de séparation.

En sortant, nous vîmes un homme à l'allure bizarre. «Sans doute un nouveau patient», me dis-je, en osant à peine le regarder. En passant plus près de lui, je reconnus le grand violoniste Arthur Leblanc. Une artiste sortait, un autre entrait... Savait-il le pauvre homme, à ce moment-là, qu'il ne survivrait pas à Saint-Michel-Archange? Sans connaître ce que l'avenir lui réservait, je le plaignis de tout mon coeur d'être là.

Je me suis juré, en franchissant le seuil de l'hôpital, que je n' y reviendrais plus jamais. Je n'ai brisé ma promesse que tout récemment lorsque j'ai accepté de participer au tournage du film *L'ESPOIR VIOLENT*.

J'avais à peine fait quelques pas à l'extérieur que je me suis sentie envahie d'une immense joie de vivre. Le soleil éclatant, le bruit des feuilles qui chantaient au vent, la caresse de la brise sur ma joue embrasée, tout cela me donnait une preuve irréfutable que je revenais au monde des vivants et que je pouvais reprendre ma marche vers la lumière.

Un coup de vent un peu plus froid me fit frissonner. Je me rendis compte que je ne portais qu'une petite robe de coton. Or nous étions déjà à la fin de l'été et les feuilles commençaient à tomber. Le cycle des saisons... J'en avais oublié le sens et le rythme. Lors de mon internement, j'avais rapidement perdu la notion du temps. Je la retrouvais aujourd'hui, non sans une certaine angoisse.

J'étais entrée à Saint-Michel-Archange en 1948, au sommet de ma gloire. Nous étions maintenant en 1952. J'avais 29 ans et j'imaginais que peu de gens se souvenaient encore de moi. J'étais au début d'une nouvelle décennie, plus démunie que jamais, ayant à affronter un monde que je ne connaissais plus.

– Attention, Alys...

Mon père m'avait retenue par le bras à la dernière minute. Je n'avais pas réalisé que nous étions rendus au boulevard qui passait devant l'hôpital et je m'apprêtais à le traverser sans regarder s'il y avait ou non de la circulation automobile. Décidément, j'étais loin des couloirs sombres et déserts de Saint-Michel-Archange.

Je venais d'éviter un premier danger, grâce à l'intervention in extremis de mon père. Serait-il toujours à mes côtés pour me protéger? Je me sentis rassurée auprès de lui. Je pris son bras pour traverser la rue. Je plongeais avec lui dans la réalité de la vie «en liberté» et je me sentais en confiance. Mon cauchemar était terminé. Le réel prenait enfin la place qui lui revenait de droit. J'étais prête pour mener un nouveau combat, celui de ma réinsertion sociale.

Pendant le trajet qui nous ramenait à la maison, mon père ne dit pas un seul mot. Moi, je ne tenais pas en place. Il me semblait que je n'avais pas assez de deux yeux pour tout voir. Le pauvre chauffeur de taxi devait bien se demander d'où je pouvais sortir pour m'extasier ainsi devant tout ce que je voyais.

– Ah! le bel arbre... Oh! regarde papa, les drôles de vêtements que porte la dame.

Je ne me rendais pas encore compte que la mode avait bien changé depuis la fin des années quarante. En fait, tout avait changé en cinq ans. Je ne tarderais pas à le réaliser pleinement.

– Ah! je suis si heureuse de revenir enfin à la maison!

Je me remis à pleurer. Mon père aussi avait les larmes aux yeux. Je ne parlai plus. Nous restâmes assis, un à côté de l'autre, sans oser nous toucher, ni même nous regarder, figés par une pudeur que nous n'arrivions pas à vaincre. Ce n'est que lorsque le taxi s'arrêta devant la maison que je pus enfin briser ce mur du silence.

– Ça y est, nous sommes enfin arrivés, m'écriai-je en sortant précipitamment de la voiture.

Je courus à en perdre haleine et j'entrai dans la maison à bout de souffle. Ma mère m'attendait les bras ouverts. Elle avait préparé un bon repas pour souligner mon retour et de merveilleuses odeurs flottaient dans la cuisine.

– Ma petite fille... Ma chère petite fille, s'écria-t-elle en me voyant.

– Maman...

Je pus me blottir dans ses bras et sentir passer en moi tout son amour. Les larmes étaient encore une fois au rendez-vous. J'avais vécu tellement d'émotions diverses au cours des dernières semaines que j'avais besoin de décompresser en me laissant aller à un certain débordement. Ma mère comprenait ce que je pouvais ressentir.

– Laisse-toi aller, ma petite Alys, me dit-elle. Tu as fini de souffrir. Nous prendrons soin de toi et nous ne laisserons plus jamais personne t'emmener loin de nous.

En me parlant, elle fixait mon père pour s'assurer qu'il partageait bien son opinion. J'ai senti que nous étions tous si proches à ce moment-là, que j'ai eu l'impression de redevenir la petite fille que j'avais été autrefois.

Ce moment magique fut brisé par l'intervention de mon père qui m'invita à aller porter ma valise dans ma chambre.

– Fais vite, Alys, me recommanda ma mère, le souper est prêt.

Avec sa voix faussement autoritaire, elle me ramenait tellement loin dans le passé que j'en oubliais presque la réalité des choses. Je n'étais plus cette fillette insouciante et remplie d'espoir dans l'avenir. J'étais devenue une femme qui franchirait bientôt le cap de la trentaine... Une femme marquée par la vie.

La vue de ma chambre que l'on avait laissée intacte pendant ma longue absence mit un peu de baume sur mon coeur. Sans trop m'en rendre compte, j'ai commencé à ouvrir les tiroirs de ma commode, un à un, découvrant les choses les plus ordinaires. Ces choses devenaient devant mes yeux émerveillés des trésors qui n'avaient pas de prix. Je mis cependant fin à mon exploration pour rejoindre mes parents, en me promettant bien de revenir dans ma chambre le plus vite possible. Après cinq années passées dans une cellule minuscule, je considérais cette chambre comme une véritable suite royale.

Le souper fut délicieux. Ma mère n'avait rien perdu de ses dons extraordinaires de cuisinière. Je savourais tous les plats avec une avidité qui arrachait de temps à autre un sourire amusé à mon père. La conversation fut joyeuse et animée tout au long du repas. On aurait dit que l'on s'était quittés la veille. Chacun faisait des efforts notables pour ne pas faire allusion à mon internement. Pourquoi se presser? Le temps viendrait bien assez vite où je devrais à nouveau affronter le monde extérieur. Pour le moment, nous nous retrouvions réunis dans un cercle familial restreint et il n'y avait que ça qui comptait vraiment.

– Ce soir, nous ne sommes que trois, mais samedi tout le reste de la famille sera là pour souligner ton retour, me dit ma mère visiblement fière de l'effet de surprise et de joie qu'elle pouvait lire sur mes yeux.

J'avais, en effet, très hâte de revoir mon frère et mes soeurs. Ils m'avaient tous tellement manqué... Je savais qu'ils sauraient se montrer compréhensifs à mon égard. Ils l'avaient toujours été dans le passé. Loin d'être jaloux de mes succès, ils étaient tous très fiers de moi et ils m'avaient constamment encouragée dans ma carrière.

Ma première soirée à la maison se termina dans le calme. Nous étions tous fatigués pour ne pas dire épuisés par cette journée mémorable. C'est donc avec un grand plaisir que je retrouvai mon lit chaud et douillet. Le sommeil ne vint cependant pas aussi rapidement que je l'aurais désiré. On aurait dit que je craignais qu'en m'endormant mon beau rêve prenne fin et que je me retrouve emprisonnée à nouveau entre les murs de ma cellule. Cette perspective me rendit si inquiète que je dus me lever pour me relaxer un peu. Je me rendis alors dans le salon. Mon père y était encore. Lui non plus ne pouvait pas dormir.

– Viens t'asseoir près de moi Alys, me dit-il en me faisant signe de m'approcher. Nous allons écouter de la musique ensemble.

Je me suis calée dans un bon fauteuil tout près de celui de mon père et nous avons écouté de la musique classique. C'était si beau que j'en oubliai peu à peu toutes mes craintes. Comme j'allais m'endormir, papa me conseilla d'aller me coucher dans mon lit.

– Tu reviendras au salon si tu te réveilles pendant la nuit, me chuchota-t-il. Je serai là à t'attendre et nous écouterons encore de la musique ensemble.

Je me réveillai effectivement à quelques reprises pendant la nuit et chaque fois que je revenais dans le salon, papa était là à m'attendre. C'était sa façon à lui de me dire qu'il m'aimait et que je pourrais toujours compter sur lui. J'appréciai d'autant plus sa présence que je me sentais particulièrement vulnérable à ce moment-là de ma vie.

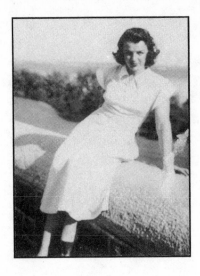

En 48, j'étais encore très malade,
lorsque l'on m'a exceptionnellement
laissée sortir de
Saint-Michel-Archange pour
un bref séjour dans ma famille.

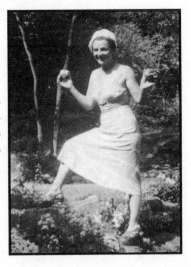

En 1953, à ma sortie de
Saint-Michel-Archange, je suis devenue
une jeune femme de 29 ans, encore
marquée par la maladie mais décidée
à retrouver sa dignité perdue.

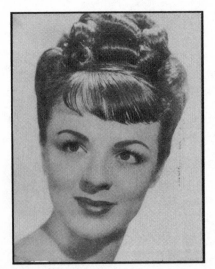

J'ai reçu de nombreuses lettres
d'encouragement, lors de mon retour
sur scène, en 1952.
Ces témoignages d'amour
et d'amitié m'ont fait chaud au coeur.

*J'ai servi
de modèle pour
la première photo
professionnelle du
célèbre Gaby
de Montréal.*

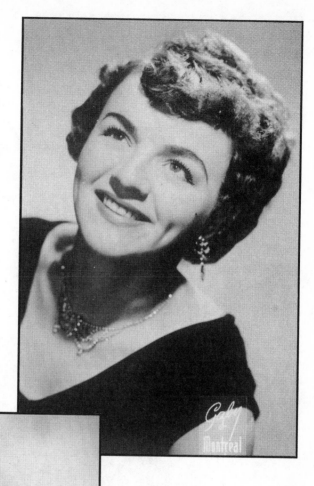

*Je porte sur cette photo
mon costume de voyage de noces.
À mes côtés,
mon fidèle chien Major.*

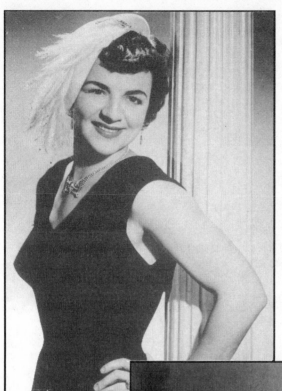

Quelques mois
seulement après ma
sortie de l'hôpital,
j'avais repris ma
carrière de chanteuse
et j'avais aussi
trouvé le temps
de me marier.

J'étais si heureuse
le jour
de mon mariage.
Je croyais alors
au grand amour
et au bonheur
éternel.

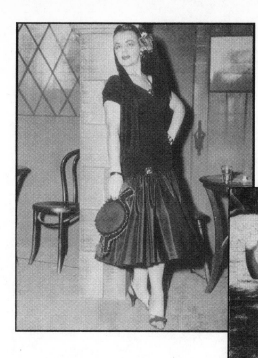

En 58, j'ai tenu le premier rôle dans une comédie musicale intitulée «Vers l'Espagne» et présentée au Radio Cité Music Hall de Montréal.

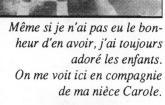

Même si je n'ai pas eu le bonheur d'en avoir, j'ai toujours adoré les enfants. On me voit ici en compagnie de ma nièce Carole.

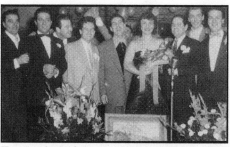

Tout au long de ma carrière, j'ai pu compter sur l'amitié de nombreux artistes. On en voit ici quelques-uns qui s'étaient réunis au Café Savoy pour souligner mon anniversaire de naissance. Parmi eux, Johnny Russell, Maurice Gauvin, le violoniste Peter Novak, le ténor Roland Legault, monsieur Binet, propriétaire du Savoy, Roméo Pérusse et Réal Longtin.

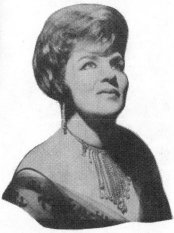

Les bijoux, les belles robes, la coiffure impeccable et le maquillage approprié, rien n'était trop beau pour plaire à mon cher public.

*En compagnie de l'excellent réalisateur
Jean Claveau et de l'animateur de
télévision bien connu Réal Giguère, dans
les premières années de Télé-Métropole.*

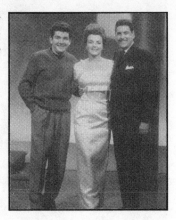

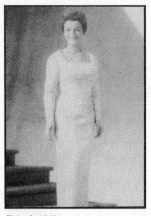

*Dès le début de la télévision
au Québec, je suis devenue
une habituée des diverses
émissions de variétés autant
à Télé-Métropole qu'à
Radio-Canada.*

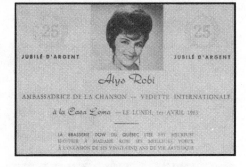

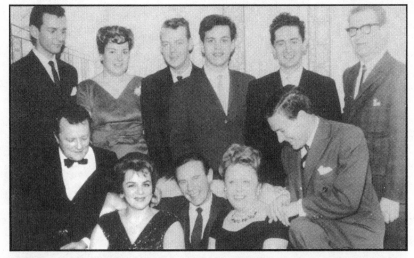

*Madame Juliette Pétrie a toujours été une grande amie pour moi. C'est pour-
quoi j'avais tenu en 61 à organiser une petite fête pour lui rendre hommage.
Parmi les invités : les chanteurs Michel Dary et André Christian, l'agent
théâtral Jean Simon, le directeur musical Harvey Macken, le comédien Doris
Lussier et maître Auguste Choquette, mon avocat, à l'époque.*

À 45 ans, je continue à lutter de toutes mes forces pour gagner ma vie avec mon métier. Ce n'est pas facile, car on assiste à la fin des cabarets et les engagements se font plus rares pour les artistes de ma génération.

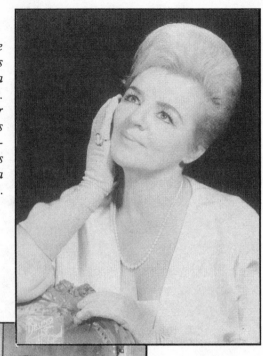

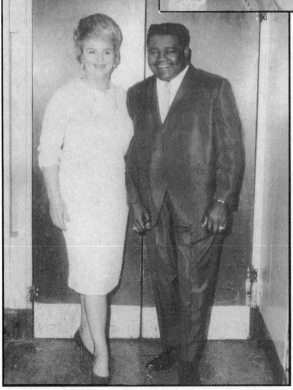

Au cours de ma longue carrière, j'ai eu la chance de côtoyer de nombreuses vedettes internationales dont Fat Domino qui était venu chanter au Mocambo.

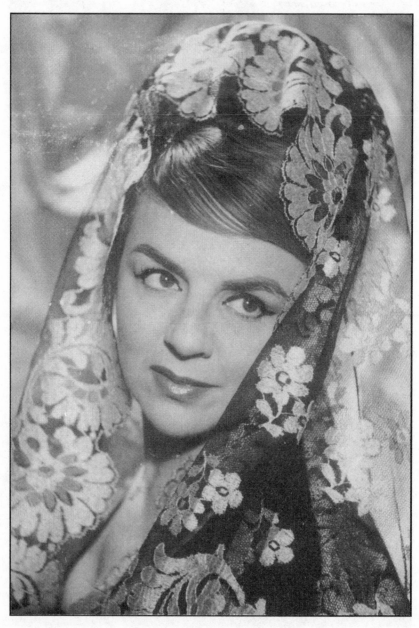

Alys chante son grand succès, le tango «Jalousie».

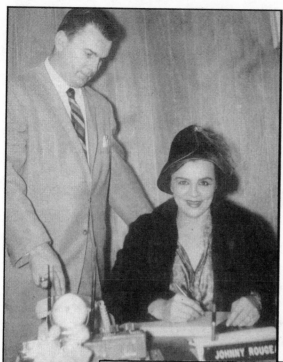

Le célèbre lutteur Johnny Rougeau, décédé aujourd'hui, m'a aidée dans les moments les plus difficiles de ma carrière et il n'a pas hésité à m'engager lorsqu'il est devenu propriétaire du Mocambo.

Le Gala annuel des Artistes était l'occasion pour moi de me parer de mes plus beaux atours.

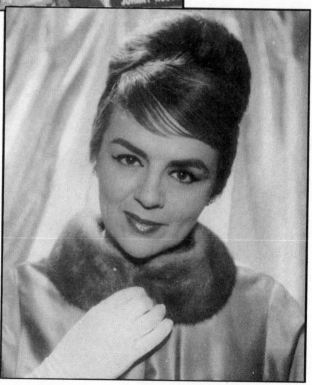

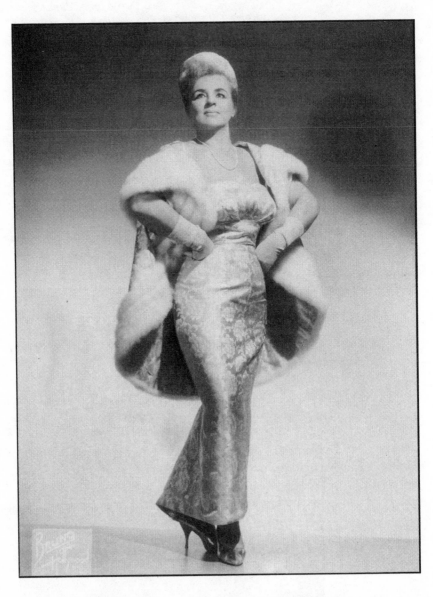

En blonde ou en brune, je conserve, à 55 ans, mon port de reine et j'essaie de cacher mes petits problèmes personnels.

Un beau souvenir,
en compagnie
de ma très chère maman
que j'ai tant aimée.

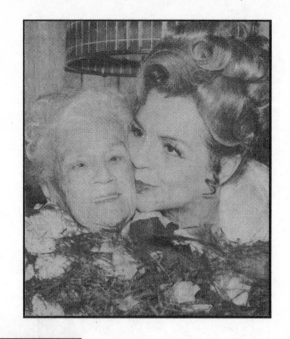

En 86, on a fêté à Québec mon
63ᵉ anniversaire de naissance.

J'ai toujours tenu à m'engager
dans des causes humanitaires.
C'est pour cette raison que
j'ai accepté, en 87, d'être
présidente d'honneur au
cocktail-bénéfice
de la Fondation des maladies du rein de la section du Saguenay. Je suis
photographiée aux côtés de deux de mes protégés dans cette belle région :
la chanteuse Nathalie Bergeron et le trompettiste Carl Gauthier.

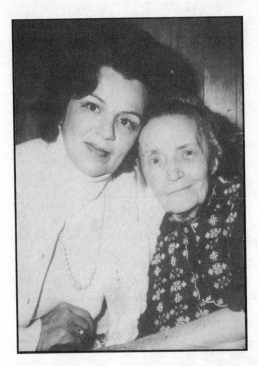

*J'ai toujours eu le plus
grand respect
pour la grande
Juliette Béliveau.*

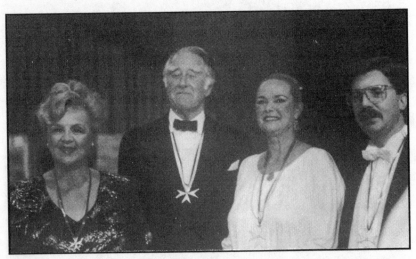

*Il y a quelques années, on m'a fait le grand honneur de me recevoir comme
grande dame de l'Ordre Royal de Malte. À ce titre, je suis devenue Lady Alys
Robi. On a voulu souligner ainsi mon altruisme. Sur la photo, on peut voir le
prince Roy de Sealand, la princesse Joan et mon avocat, maître Bordeleau, qui
est devenu sir, lors de la même cérémonie.*

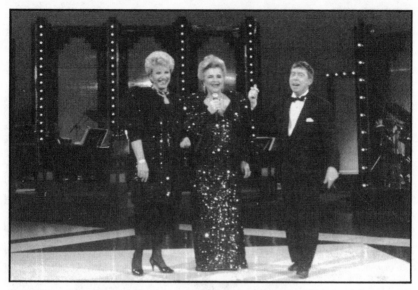

Radio-Canada m'a rendu hommage, l'année dernière, dans le cadre de la populaire émission «Les Démons du Midi», animée de brillante façon par Suzanne Lapointe et Gilles Latulippe.

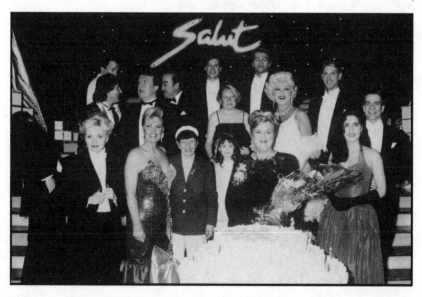

Télé-Métropole a consacré une émission SALUT à Alys Robi. Pour l'occasion, plusieurs vedettes avaient tenu à être là. Mentionnons France Castel, Michèle Richard, madame Rose Ouellette, Alain Morisod, Patrick Norman, Guilda et Henri Bergeron.

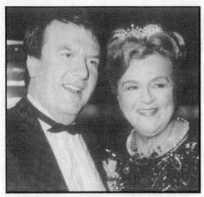

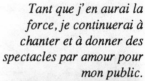

Tant que j'en aurai la force, je continuerai à chanter et à donner des spectacles par amour pour mon public.

Mon grand ami Alain Morisod m'a écrit une merveilleuse chanson intitulée «Laissez-moi encore chanter».

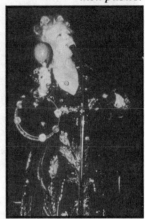

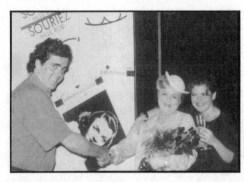

La pièce «Souriez Mlle Robi» est un magnifique hommage que l'on m'a rendu pour souligner mes 60 ans de carrière.

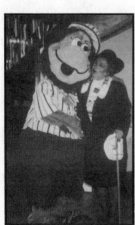

En 90, j'ai participé à la «Marche des Aînés». Cette charmante mascotte a semblé apprécier ma présence.

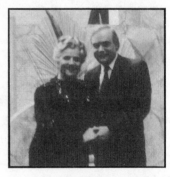

Monsieur Marcel Masse, ministre des communications, m'a promis son aide pour la Fondation «Les Amis d'Alys Robi».

15

LE DÉVOUEMENT
DE MES PARENTS

Si l'on excepte le fait que j'arrivais difficilement à dormir, on peut dire que mes premières semaines de convalescence dans la maison de mes parents se passaient bien. Je continuais à reprendre lentement des forces. Je consacrais beaucoup de temps à faire des exercices de mémorisation. Lorsque je perdais patience, en butant sur tel ou tel événement dont je n'arrivais pas à me souvenir complètement, ma mère intervenait.

– Reste calme, Alys, disait-elle. C'est normal que tu éprouves des difficultés à te souvenir de tout ton passé. Prends ça étape par étape, comme lorsque tu apprenais tes chansons.

Maman avait raison comme toujours. Moins je m'en faisais, plus j'obtenais de bons résultats dans mes tentatives de me rappeler les différents événements de ma vie. Si, pendant la journée, ma mère s'occupait de moi, le soir, mon père prenait la relève. Ils étaient tous les deux d'un dévouement exemplaire à mon égard. Je me demande ce que j'aurais fait si je ne les avais pas eus à mes côtés pendant ma convalescence.

Plusieurs malades mentaux n'ont pas la chance que j'ai eue à ma sortie de Saint-Michel-Archange. Ils se retrouvent souvent seuls à leur sortie de l'hôpital. Ça doit être extrêmement difficile de ne pouvoir compter sur personne lorsque l'on tente de recommencer une vie normale, après un traitement psychiatrique.

Je pense sincèrement que je n'y serais pas parvenue toute seule. Mes parents ne m'ont pas seulement donné leur amour, ils m'ont aussi apporté de la compréhension. C'est terrible de penser que plusieurs personnes qui ont souffert de troubles psychiatriques sont rejetées ensuite par leur famille et leurs amis. Déjà isolées pendant leur cure, elles se retrouvent encore plus seules à leur retour à la vie «normale». Dans les semaines cruciales qui suivent leur sortie d'un institut psychiatrique, elles ont besoin d'aide et, trop souvent, ne trouvent personne pour les conseiller et leur permettre une réinsertion sociale complète et durable. Plusieurs d'entre elles ne pourront pas surmonter le handicap de la solitude et connaîtront des rechutes douloureuses.

Moi j'ai eu la chance de pouvoir compter sur mes parents à tout moment. Ils étaient à l'affût de tous mes besoins et ils savaient détecter dans mon comportement les hauts et les bas qui sont inhérents à ce genre de convalescence. Lorsque je me sentais bien, ils se montraient plus discrets, mais dès que je donnais des signes de nervosité, de stress ou de dépression, ils s'empressaient de me remonter le moral et de m'encourager.

Ils ont su aussi se montrer respectueux à mon égard. Il aurait été facile pour eux de se montrer intransigeants et autoritaires sous prétexte que je n'étais pas complètement guérie. Ils ont su, au contraire, me prouver qu'ils avaient confiance en mon jugement et qu'ils croyaient sincèrement en ma guérison complète et définitive.

C'est ainsi que lorsque je leur ai annoncé que désormais je ne prendrais plus mes médicaments, ils se sont montrés ouverts au dialogue. Au début, ils n'étaient pas d'accord avec ma décision. Ils pensaient que si les médecins m'avaient prescrit une telle quantité de médicaments (de 7 à 11 pilules par jour), c'est que j'en avais vraiment besoin et que cela m'aiderait à guérir plus rapidement. J'ai cependant défendu mon point de vue, en disant que je me devais de mettre fin au plus vite à ma dépendance des drogues. Mon père comprenait mes craintes, mais il voulait se montrer prudent et me suggéra de téléphoner à l'hôpital pour avoir l'opinion de mes médecins. Je refusai cette suggestion en disant que, pendant mon internement, ils ne m'avaient jamais consultée sur ma médication et qu'ils m'avaient même forcée à prendre des médicaments contre ma volonté.

C'est ma mère qui a fléchi la première. Elle connaissait ma détermination qui pouvait devenir à l'occasion de l'entêtement. Mon père se laissa convaincre à son tour, en me faisant promettre de recommencer à prendre mes médicaments si jamais je ne me sentais pas bien. J'acceptai volontiers ce compromis. La crainte de mon père, c'était que je devienne agitée et incontrôlable si je cessais de prendre mes calmants. Je me fis un point d'honneur de lui prouver que, par ma seule volonté, je pouvais désormais mieux contrôler mes émotions.

Je dois dire que ce ne fut pas toujours facile. Il m'arrivait de me réveiller le matin extrêmement déprimée. Parfois, c'était tout le contraire, j'aurais déplacé des montagnes, si on m'avait laissée faire. Entre ces deux extrêmes, j'essayais tant bien que mal de redonner un sens à ma vie. Il était cependant trop tôt pour que je fasse des plans de carrière. J'avais besoin de temps pour replacer les choses dans ma tête, établir des priorités et prendre du recul.

Parallèlement à cette intense réflexion intérieure, je devais aussi traverser une période de sevrage. On ne nous drogue pas impunément pendant cinq ans sans que ça ne laisse   des traces. Ma mère se rendait bien compte du calvaire que je traversais et elle avait développé un art consommé de me tenir occupée toute la journée pour me changer les idées. Elle me confiait de petites choses à faire ou à défaire. Elle me servait des collations. Avec elle, je n'avais vraiment pas le temps de m'ennuyer et de me laisser aller à la dépression.

Mon sevrage m'a causé des migraines, des sueurs froides et des nausées. Lorsque j'étais au plus mal, c'était encore ma mère qui venait me réconforter en me manifestant de multiples petites attentions et en trouvant toujours le mot juste pour que je ne perde pas courage.

Mon père, mes frères et soeurs ainsi que mes amis se sont aussi montrés particulièrement généreux de leur temps, pendant cette étape pénible de ma convalescence. Grâce à eux, je n'ai jamais lâché, et quelques semaines plus tard j'avais mis fin au danger de dépendance à la drogue. Cette importante victoire me donna des ailes. Je reprenais confiance en moi, sachant désormais que je pourrais relever tous les défis si je m'en donnais vraiment la peine. Mon père était si fier de moi qu'il me permit de commencer à sortir de la maison.

Je me contentai au début d'aller rendre de brèves visites à mes tantes. Je les aimais beaucoup et ça me faisait du bien de sortir un peu de la maison. J'avais aussi le sentiment d'être plus autonome en m'éloignant de temps à autre de la surveillance nécessaire mais parfois pesante de mes parents.

Dans mon entourage, on commençait de plus en plus à prendre conscience de mes progrès. Personne n'avait encore osé aborder le sujet avec moi, mais ils soupesaient tous, en silence, mes chances de pouvoir reprendre à brève ou longue échéance ma carrière artistique.

Papa fut le premier à m'en parler. Lui qui m'avait toujours poussée à aller plus loin, reprenait son rôle là où il l'avait laissé plusieurs années auparavant.

– Alys... Comment te sens-tu? me demanda-t-il un soir après le souper.

–Aujourd'hui, ça va... Chaque jour, je prends du mieux...

Ma réponse ne sembla pas le satisfaire. Je compris, en voyant son visage contrarié qu'il ne me demandait pas un bulletin de santé quotidien mais que sa question était plus générale. La suite de la conversation confirma mes appréhensions. Mon père me parla longuement de la fierté qu'il avait toujours ressentie devant mes succès autant locaux qu'internationaux. Il me rappela aussi que j'avais toujours été faite pour la carrière artistique et que j'avais mis de très longues années à me préparer en conséquence. Il parla avec ferveur de mes premiers prix à des concours d'amateurs et de la tristesse qu'il avait eue de me voir partir pour Montréal, à treize ans.

– J'ai compris plus tard que tu devais le faire, Alys, me dit-il. C'était ton destin... On n'échappe pas à son destin.

Plus mon père parlait, plus je me sentais mal à l'aise. J'aurais voulu lui dire de se taire mais je n'osais pas l'interrompre. Savait-il que chacune de ses paroles me faisait atrocement souffrir? Papa ne semblait pas se rendre compte de l'effet négatif de ses paroles sur moi. Il continuait à faire le bilan de ma carrière, en s'émerveillant devant chaque triomphe que j'avais connu.

– La seule erreur que tu as commise, ma fille, me chuchota-t-il à l'oreille, c'est que tu as voulu trop bien faire... Tu as trop travaillé et tu n'as pas assez pris soin de ta santé. Lorsque tu vas recommencer à chanter, tu devras faire plus attention.

Et voilà, le chat était finalement sorti du sac. Mon père commençait déjà à penser à ce que je ferais sur le plan professionnel après ma convalescence.

– Vous ne croyez pas, toi et maman, qu'il est un peu tôt pour penser à mon éventuel retour? Je ne sais même pas si je peux encore chanter. Après tant d'années, j'ai peut-être perdu ma voix... J'ai si peur...

J'étais trop émue pour continuer. Mes vieilles peurs refaisaient surface. Confortablement installée auprès de ma famille, sans aucun souci à me faire, je demeurais plus ou moins coupée de l'extérieur. L'intervention de mon père me rappelait brutalement qu'un jour j'aurais à faire face à nouveau au monde. Je ne me sentais pas prête. Mon père sembla deviner mes pensées.

– Ton talent est toujours là, Alys, affirma-t-il. Il suffira que tu te remettes à exercer ta belle voix pour qu'elle retrouve toute sa force et toutes ses nuances.

– Peut-être... Je ne sais pas, murmurai-je moins pour lui que pour moi. Je suis si bien ici avec vous deux. Pour le moment, je ne veux rien d'autre.

Mon père était un homme très intelligent et un fin psychologue. Il avait surtout le net avantage de très bien me connaître. Il avait toujours su quand il devait intervenir dans ma carrière pour me forcer à me dépasser. Il jugeait que le moment était venu d'agir et je ne pouvais pas grand chose pour l'empêcher de faire à sa tête.

Au fond, il avait sans doute raison. Si j'attendais trop longtemps pour faire des projets professionnels, je n'aurais sans doute pas le courage de tout reprendre à zéro. Je demeurais convaincue (à tort, je l'apprendrais plus tard) que mon cher public m'avait complètement oubliée et je ne voyais pas comment je pourrais, à l'aube de mes trente ans, le reconquérir.

À la suite de cette conversation avec mon père, je passai de longues journées à réfléchir à mon avenir. Il savait qu'il avait presque gagné la partie et ce n'est pas sans un petit sourire narquois que je le surprenais parfois à m'observer de loin pendant mes longues réflexions. Il devait se dire intérieurement que l'idée qu'il avait semée en moi faisait son petit bonhomme de chemin et qu'un jour j'accepterais de reprendre cette carrière qui avait toujours occupé beaucoup de place dans ma vie. Sa voix revenait sans cesse dans ma tête. «C'est ton destin, ma fille... On n'échappe pas à son destin.»

16

UN NOUVEAU DÉPART

Deux mois à peine s'étaient écoulés depuis ma sortie de l'hôpital quand mon père m'annonça à brûle-pourpoint que nous allions rencontrer le lendemain, monsieur Jack Tie Tolman, le propriétaire de la station radiophonique montréalaise CKVL, et des représentants de la cire Succès. Avant que j'aie pu dire un mot, mon père tenta de me rassurer.

– Tu verras Alys, tout se passera bien... Ils sont tous très gentils et ils veulent absolument que tu sois la vedette d'une nouvelle émission radiophonique. C'est une chance unique pour toi d'effectuer un retour en force et de reprendre ta carrière là où tu l'as laissée, il y a cinq ans.

Mon père se montra comme toujours si convaincant qu'il réussit à me persuader de le suivre à ce fameux souper qui devait marquer le début d'une autre étape importante de ma vie. Je me retrouvai donc au milieu de gens que je ne connaissais pas, dans une luxueuse résidence de Beauport. La soirée se passa beaucoup mieux que je ne l'avais imaginé. Nos hôtes étaient charmants et chaleureux. Tout au long du souper, puis au cours des discussions qui suivirent, ils multiplièrent les petites marques d'attention à mon égard. Ils me traitaient comme une reine, comme la véritable star que j'étais encore à leurs yeux.

Malgré leur gentillesse et leur désir évident de m'aider, j'hésitais à me laisser convaincre de revenir si vite dans le métier. Si j'acceptais leur offre, cela signifiait que je devais quitter Québec pour aller m'installer à nouveau à Montréal. Je demandai quelques jours de réflexion et je les quittai en compagnie de mon père, en leur promettant de leur donner ma réponse le plus rapidement possible.

Sur le chemin du retour, je sentis mes vieilles angoisses revenir me hanter. Ma principale crainte était d'avoir à remonter sur les planches sans être vraiment prête. Je craignais par-dessus tout de ne pas être à la hauteur de ma réputation et j'avais peur de décevoir mon public. Cette fois, mon père n'intervint pas et me laissa prendre seule cette terrible décision de tenter ou non une relance de ma carrière.

La nuit portant conseil, je me réveillai avec la ferme décision d'accepter ce nouveau défi. J'en fis part à mes parents et je leur annonçai par la même occasion que j'allais les quitter pour retourner vivre à Montréal. Je refis donc ma petite valise comme je l'avais fait à l'âge de 13 ans - j'en avais maintenant 29 - et je me rendis à la gare pour prendre le train. J'amenais avec moi tant de souvenirs dans mes bagages. Des souvenirs heureux et malheureux. Mais, surtout, j'apportais avec moi une vague nostalgie de ma jeunesse perdue à jamais.

Cette petite fille de 13 ans qui était débarquée une première fois à Montréal remplie de joie de vivre et d'optimisme en l'avenir était morte à présent. Alys Robi était devenue une jeune femme qui, à l'aube de ses 30 ans, restait marquée par un destin tragique. Loin de ma famille, je devrais me débrouiller seule pour reprendre ma place dans le milieu artistique québécois.

Ma rentrée à CKVL se déroula merveilleusement bien. J'en remercie tout particulièrement Robert L'Herbier, un homme d'une grande intégrité qui a su me tendre la main, au moment où j'en avais besoin. J'avais travaillé avec lui et son épouse, Rolande Desormeaux, plusieurs années auparavant et j'avais eu beaucoup de plaisir à les côtoyer sur le plan professionnel.

Robert L'Herbier était mon invité pour ma première émission de radio. Il s'était bien rendu compte que j'étais extrêmement nerveuse pour cette première et il s'évertua à me faciliter les choses, en me prodiguant mille petits conseils. Je n'oublierai jamais sa générosité tout à fait désintéressée. Quand on connaît l'esprit de compétition qui existe dans la colonie artistique, il y a de quoi s'étonner quand un artiste s'oublie pour vous donner une chance et vous aider dans un moment particulièrement difficile.

Les producteurs de cette nouvelle émission avaient mis le paquet pour en faire un succès. Il y avait en studio un très bon orchestre populaire, un orchestre de *ballroom*. J'étais la vedette et je recevais un chanteur à chaque émission. Il y avait une partie variétés et une partie concours pendant laquelle on donnait de très beaux prix. L'émission a connu un succès immédiat.

Ce premier succès radiophonique a contribué à me redonner confiance en moi. J'eus même le courage de remettre mon répertoire à jour et de monter un tour de chant pour recommencer à travailler dans les cabarets. Il faut dire que même si j'étais relativement bien payée pour être la vedette d'une série radiophonique à CKVL, cela ne suffisait pas pour me faire vivre. Et puis cette série avait été conçue pour ne durer que six semaines. Il fallait donc que je trouve de nouvelles sources de revenus.

Lorsque j'étais entrée à l'hôpital Saint-Michel-Archange, j'étais une femme à l'aise financièrement. Mes nombreux contrats autant au Québec qu'à l'étranger m'avaient rapporté beaucoup d'argent et j'avais réussi à faire des économies. Malheureusement, pendant mon hospitalisation, deux avocats malhonnêtes, qui m'avaient fait signer des papiers qui leur donnaient le droit de gérer mes biens, avaient tout dilapidé. Je les ai fait emprisonner plus tard, mais ça ne m'a pas redonné mon argent.

Habituée à vivre dans un certain luxe avant ma maladie, je me retrouvais, cinq ans plus tard, pauvre et démunie. Si je voulais reconquérir une totale autonomie et une nouvelle indépendance financière, je devais me remettre au boulot et prendre les bouchées doubles. En acceptant de faire de la radio le jour et de travailler au cabaret le soir et la nuit, je savais que j'arriverais à joindre les deux bouts.

Ce n'était pas facile car, si certains propriétaires de clubs me payaient bien, d'autres n'hésitaient pas à m'exploiter, en prétextant qu'ils me donnaient la chance de me refaire un nom.

– N'oubliez pas que vous sortez de l'asile, osa un jour me déclarer l'un d'eux. Ce n'est pas tout le monde qui est prêt à payer pour venir entendre chanter une folle.

J'aurais voulu crier ma colère, mais je ne pouvais pas me payer le luxe de remettre ce genre de personne à sa place. Comme je n'avais pas de gérant (je n'avais pas les moyens de m'en payer un et je préférais de toute façon négocier directement mes contrats), j'ai dû marcher plus d'une fois sur mon orgueil pour solliciter du travail auprès de gens qui me méprisaient visiblement et qui m'engageaient en m'offrant des cachets minables.

J'ai pleuré bien souvent dans ma petite chambre de l'hôtel Lasalle où je m'étais installée en arrivant à Montréal. Je ne pouvais pas comprendre que des gens puissent être aussi méchants avec moi. Au fond, tout ce que je demandais, c'est que l'on me donne la chance de travailler dans la dignité et de faire la preuve que je n'avais rien perdu de mon talent.

Pendant des années j'aurais à me défendre contre l'exploitation éhontée dont faisaient preuve trop de propriétaires de cabarets de deuxième ordre. Heureusement que je pouvais de temps à autre travailler dans des conditions plus agréables et être reconnue à ma juste valeur. Nous étions en 1953, à une époque où la radio et les grands cabarets étaient encore très à la mode. Il n'y avait pas comme aujourd'hui la télévision et de grandes salles de spectacles où on pouvait donner son tour de chant. C'étaient les cabarets ou rien.

Certains comme le Montmartre (l'ancien Faisan Doré) et le Casa Loma nous offraient de bonnes conditions de travail. Mais comme je ne pouvais tout de même pas travailler là à longueur d'année, je devais accepter de me produire dans des endroits beaucoup moins intéressants. Peu importe où je chantais, je me faisais cependant un devoir de toujours offrir la même qualité de spectacle. Je dépensais d'ailleurs une bonne partie de mes maigres revenus dans l'achat de nouvelles partitions musicales, de robes de scène, etc.

Je devais aussi investir dans l'achat de chapeaux pour cacher mes cheveux qui repoussaient tant bien que mal. Ce n'était pas la mode, à l'époque, pour une femme de porter les cheveux courts. Je ne voulais surtout pas que l'on sache que j'avais été rasée et que j'avais encore des marques de ma récente lobotomie. Je vivais dans la terreur que l'on se moque de moi pendant que je chantais sur scène. C'est arrivé, malheureusement. Plus d'une fois d'ailleurs.

Certains clients venaient à mes spectacles poussés par une sorte de curiosité morbide. Ils voulaient savoir si je pouvais encore chanter. Ils voulaient voir la folle de Saint-Michel-Archange avec ses cheveux trop courts et ses gestes incertains. Ils ne formaient heureusement pas la majorité de mon auditoire. Beaucoup de gens venaient à mes spectacles pour renouer avec la chanteuse qu'ils avaient tant aimée plusieurs années auparavant. Certains pleuraient d'émotion en m'écoutant interpréter mes anciens succès. Ils comprenaient ma souffrance et me supportaient dans ma lutte pour retrouver ma gloire perdue.

Combien de fois ai-je dû me défendre contre les attaques malveillantes de certains clients passablement éméchés? Ceux-là m'insultaient et se faisaient un malin plaisir de m'humilier devant tout le monde. Certains osaient même m'interrompre pendant une chanson pour m'invectiver.

– Aie la folle... Enlève ton chapeau que l'on voie ton opération au cerveau.

Parfois, je leur répondais, mais le plus souvent, je poursuivais mon tour de chant et ce sont d'autres clients plus gentils qui prenaient ma défense. J'avais eu beau me péparer mentalement à ce genre d'attaque, je n'arrivais pas à m'y faire. Chaque fois que quelqu'un m'apostrophait ainsi, j'en étais profondément blessée. J'étais encore fragile et l'agressivité de certaines personnes me troublait beaucoup.

Alors que je me sentais tellement découragée que j'avais envie de tout laisser tomber et de retourner à Québec, un événement heureux vint me redonner le goût de continuer. C'est ainsi que le véritable triomphe que j'obtins au Montmartre me fit chaud au coeur. Lorsque les propriétaires de ce cabaret, messieurs Fernand Payette et Jos Beaudry, m'offrirent le cachet astronomique pour l'époque de 3 000 $ par semaine pour aller travailler dans leur établissement, j'hésitai. Je ne me sentais pas prête à prendre la relève de la célèbre Mistinguett qui terminait un engagement au même endroit. Ils insistèrent tellement tous les deux que je finis cependant par céder.

J'obtins un tel succès que je restai à l'affiche pendant six semaines. Les journaux qui m'avaient plus ou moins boudée depuis ma sortie de l'hôpital titrèrent: «Un redémarrage foudroyant pour Alys Robi». J'étais ravie de la tournure des événements.

Parallèlement à mes succès dans les différents cabarets de la métropole, j'étais invitée de plus en plus souvent à des émissions de radio. Il semblait donc que le pire était passé et que je pouvais désormais envisager l'avenir avec plus d'optimisme.

Plus les semaines passaient, plus je prenais de l'assurance. Les engagements se multipliaient et je pouvais commencer à choisir les endroits où je voulais chanter. J'essayais d'éviter autant que possible les établissements mal tenus ou fréquentés par une clientèle agressive et impolie.

Même s'il devenait évident pour la majorité des gens que j'avais réussi mon retour, je devais me montrer prudente et me tenir sur mes gardes. C'est lorsque je m'y attendais le moins qu'une insulte venait me rappeler la dure réalité. De la même façon, c'est quand je croyais mériter un juste salaire qu'un propriétaire véreux tentait de m'exploiter.

Toute ma vie, j'aurais à me montrer extrêmement vigilante pour mériter le respect d'autrui. Près de quarante ans ont passé depuis ma sortie de Saint-Michel-Archange et il m'arrive encore aujourd'hui de saisir dans certains regards une lueur méprisante qui me rappelle que la maladie mentale dont j'ai souffert provoque toujours bien des réactions négatives à mon égard.

17

UN MARIAGE
QUI SE TRANSFORME
EN CAUCHEMAR

Si j'avais choisi de m'installer à l'hôtel Lasalle à mon retour à Montréal, c'est que j'espérais y retrouver l'animation et la joie de vivre que j'avais connues là, au milieu des années quarante. C'était, à l'époque, le rendez-vous quotidien d'une faune artistique que j'aimais bien fréquenter. En 1953, ce n'était plus la même chose. Même si l'hôtel Lasalle demeurait un endroit bien coté et bien fréquenté, il avait été délaissé par les artistes qui, suivant les modes du jour, se rencontraient maintenant ailleurs.

Je me retrouvais donc plus seule que jamais après mes spectacles. Je n'avais que les bravos de ceux et celles qui venaient m'entendre chanter pour me réchauffer le coeur. C'était beaucoup et je l'appréciais grandement, mais j'avais besoin de plus que ça pour être vraiment heureuse et me sentir comblée par la vie. Pour conserver un bon équilibre intérieur et éviter une rechute qui m'aurait été fatale, j'avais besoin de fréquenter des gens, de me faire des amis et, pourquoi pas, de connaître à nouveau l'amour.

À force de vivre dans la solitude, j'en étais venue à croire que je ne pourrais plus jamais aimer et être aimée. En me regardant dans la glace, je ne me trouvais plus jolie comme avant. Si je gardais une bonne confiance en moi lorsqu'il s'agissait de ma vie professionnelle, elle s'évanouissait quand je m'évaluais en tant que femme. Il me semblait que j'avais vieilli prématurément. Il faut dire qu'avec ma grosse cicatrice qui faisait tout le tour de la tête et mes cheveux qui repoussaient trop lentement à mon goût, je n'étais pas au mieux de ma forme.

J'avais le goût de redevenir la belle femme que j'avais été pour séduire mon public et lui prouver que je n'avais pas seulement conservé une belle voix, mais que j'avais su aussi demeurer une belle femme. Je voulais de plus plaire à mon entourage immédiat et faire oublier l'image de la femme malade mentalement que j'avais été. Je voulais séduire enfin un homme (encore inconnu) qui saurait m'aimer et me redonner cette confiance en moi qui me manquait tant depuis mon hospitalisation.

Je craignais aussi que ma solitude, qui devenait de plus en plus pesante, me conduise au désespoir. Je savais que mon équilibre émotionnel était encore précaire et que j'avais besoin de chaleur humaine pour m'épanouir et conserver un certain contrôle de mon extrême sensibilité.

Un soir, alors que je venais de terminer mon tour de chant au Casa Loma, Angelo, le barman de l'endroit, qui était devenu un ami, me présenta un bel Italien qui me plut immédiatement. Il faut dire que Giuseppe (ce prénom est fictif) était très beau. C'était un homme grand avec des allures distinguées qui me séduisit au premier regard.

Ce fut un véritable coup de foudre entre nous deux. Je me laissai emporter par les vagues de l'amour sans prendre la précaution de bien approfondir mes sentiments à son égard et sans prendre le temps de bien le connaître. Nos fréquentations furent d'ailleurs de très courte durée.

J'avais tellement besoin d'une présence constante et réconfortante à mes côtés que j'acceptai sa proposition de mariage sans réfléchir vraiment à ce que ça pouvait comporter. Je ne tins pas compte des nombreuses réticences de ma famille. Mon père, pour sa part, croyait que ce mariage était précipité.

— Tu n'es à Montréal que depuis trois mois et tu parles déjà de te marier... Réfléchis bien, ma petite fille...

Papa me connaissait tellement bien. Il savait si bien lire dans mes pensées. Il avait deviné au seul son de ma voix au téléphone que j'avais succombé au charme du premier homme qui m'avait manifesté un peu d'intérêt depuis ma sortie de l'hôpital.

— Mais je l'aime, papa, avais-je répondu, et je suis sûre que c'est le mari qu'il me faut.

Je le croyais sincèrement. Je devais comprendre plus tard que j'avais confondu le besoin d'un protecteur avec celui d'un mari. J'avais si peur d'affronter la réalité que je ne me sentais pas la force de le faire seule. Et puis il s'était montré si gentil, si doux, si prévenant tout au long de nos fréquentations. Avec lui, je redevenais une vraie femme et je réapprenais l'art de séduire et de plaire.

Mon mariage a eu lieu à l'église Notre-Dame de la Défense le 17 septembre 1953. Ce fut un beau et grand mariage dans la plus pure tradition italienne. J'étais si heureuse ce jour-là. J'avais tant attendu ce moment de bonheur que j'en savourais chaque seconde. J'émergeais enfin des ténèbres de l'angoisse et de la solitude pour retrouver ma petite place au soleil.

Mon coeur débordait de joie pendant la cérémonie. Je me sentis presque défaillir au moment de dire le fameux «oui». Il y avait tant d'amour, tant de passion contenue dans les yeux de mon nouveau mari que j'en oubliais presque qu'il y a à peine trois mois il était pour moi un parfait inconnu.

Nous sortîmes de l'église sous une pluie de confettis et de bravos. Je portais une belle robe blanche à traîne. Plusieurs admirateurs d'Alys Robi avaient tenu à être là pour partager avec elle ce grand moment de bonheur. Tout se déroulait comme dans un rêve. Giuseppe à mon bras, je me sentais prête à relever tous les nouveaux défis que la vie allait nous imposer.

Gaby, le célèbre photographe qui a pris des clichés de toutes les grandes stars de l'époque, était là pour immortaliser cet événement. Lorsqu'il eut terminé son travail, mon mari et moi sommes montés dans une belle Cadillac blanche décapotable qui réussit tant bien que mal à se frayer un chemin dans la foule d'amis et de curieux qui se tenaient là.

La fête se poursuivit de façon éclatante au restaurant l'American Spaghetti House où le repas de noces eut lieu. C'est le propriétaire, M. Besanti, qui avait tenu à m'offrir ce magnifique cadeau à l'occasion de mon mariage. Lui et ses deux associés dans la Casa Loma, M. Cobetto et M. Forbes, me réservèrent de plus (sans aucuns frais), leur célèbre cabaret pour la réception qui suivit. Imaginez, ils se privaient des recettes impressionnantes d'un samedi soir pour me faire plaisir et me gâter, le jour de mes noces. J'ai toujours conservé à leur égard un profond sentiment de gratitude pour leur grande générosité.

C'était plein à craquer ce soir-là au Casa Loma. Une foule animée et joyeuse était au rendez-vous pour célébrer le mariage d'Alys Robi et souligner par leur présence l'un des plus beaux moments de sa vie. Marcel Doré et ses musiciens nous ont fait danser toute la nuit. Le champagne a coulé à flots. Je me laissais bercer par cette ambiance de fête, tout en repoussant au plus profond de moi une crainte sourde et inexplicable que je sentais toujours présente.

Nous sommes partis, dès le lendemain, dans la direction de Québec. J'avais tenu à me rendre dans la ville qui m'avait vue naître pour y passer ma lune de miel. J'ai toujours conservé un attachement tout particulier pour cette ville où j'ai connu quelques-unes de mes plus grandes joies et de mes plus grandes peines. J'espérais sincèrement que le fait d'aller vivre là-bas les premiers instants de mon mariage avec Giuseppe allait conjurer le mauvais sort et nous protéger de l'adversité.

Notre lune de miel fut merveilleuse. J'étais si fière de mon nouveau mari que je le présentais à tout le monde. Nous avons rencontré tant de gens ensemble au cours de cette trop courte semaine! J'ai d'ailleurs été reçue en véritable reine à Québec. J'ai même eu droit à la séquence des épées croisées au-dessus de nos têtes, au manège militaire. Les autorités municipales nous ont, de plus, offert un tour de ville avec une calèche décorée tout spécialement pour l'occasion et tirée par deux magnifiques chevaux.

Comme toute bonne chose a une fin, nous dûmes nous résoudre à revenir à Montréal. Des engagements m'attendaient dans la métropole et mon mari, qui travaillait alors pour le Canadien Pacifique, devait retourner au travail. Quelle ne fut pas ma surprise de l'entendre me dire au retour qu'il avait laissé son emploi.

— Mais pourquoi as-tu fait ça! m'exclamai-je sans pouvoir cacher ma surprise.

— Je veux m'occuper de ta carrière Alys... devenir ton gérant... Tu es encore trop fragile pour t'occuper seule de tes affaires...

J'en avais le souffle coupé. Je me serais attendue à tout sauf à ça. Il n'était pas question que je laisse mon mari diriger ma carrière. Je préférais faire une séparation nette entre ma vie personnelle et ma vie professionnelle. De plus, Giuseppe n'avait aucune expérience pour ce genre de travail ni aucun contact dans le milieu artistique et encore moins auprès des propriétaires de cabarets qui étaient susceptibles de m'engager. J'essayai de lui expliquer mon point de vue et de lui faire comprendre qu'il n'y avait pas de place pour lui dans ma carrière. Je me montrai en même temps diplomate, mais suffisamment ferme pour qu'il comprenne bien que je ne reviendrais pas là-dessus.

Il accepta très mal cette décision et se montra profondément blessé, interprétant mon refus qu'il devienne mon gérant comme un manque de confiance en ses capacités. Ce jour-là, quelque chose s'est brisé entre nous. Mon mari ne fut plus jamais le même avec moi. Il demeurait toujours gentil et attentionné à mon égard, mais je commençai à déceler dans son comportement des signes inquiétants pour l'avenir de notre couple.

Tout au long de notre mariage, qui a duré cinq ans, nous avons été très amoureux l'un de l'autre. Mon mari était un homme passionné qui savait se montrer généreux dans nos rapports. Je lui rendais d'ailleurs bien cet amour, car je l'aimais beaucoup moi aussi. Malheureusement, l'amour ne suffit pas toujours lorsque la méfiance, la jalousie et plus tard la violence s'installent dans un couple.

Devant mon refus qu'il s'immisce dans la gérance de ma carrière, mon mari avait dû se trouver un nouvel emploi. Il n'avait malheureusement pas pu reprendre celui qu'il avait laissé, sans me consulter, au Canadien Pacifique. Il dut se contenter d'un travail de garçon de table. Comme c'était un homme fier, il acceptait mal cette situation. Il se sentait de plus en plus mal à l'aise dans sa peau. Il trouvait humiliant de servir les autres alors que sa femme était une vedette qui attirait les foules partout où elle se produisait.

Je découvris au fil des mois qu'il buvait de plus en plus. Je m'en faisais le reproche, mais des amis m'ont rassurée en me disant que mon mari avait toujours eu un petit penchant pour la dive bouteille, bien avant de me connaître. Je ne m'étais aperçue de rien pendant nos fréquentations car Giuseppe supportait très bien l'alcool et il lui en fallait beaucoup pour que ça paraisse dans son comportement lorsqu'il était ivre.

Il n'arrivait plus cependant à camoufler son vice. Les discussions entre nous devenaient de plus en plus vives. Il me reprochait mes succès. Il se montrait impatient lorsque je rentrais tard la nuit. Une jalousie maladive le poussait à me surveiller, jour et nuit. Il alla jusqu'à faire irruption, un soir, au Casa Loma, alors que j'y donnais mon spectacle. Complètement ivre, il vint me rejoindre dans ma loge et me roua de coups en proférant les pires injures à mon égard. Les patrons durent intervenir pour le faire expulser.

Ce n'était pas la première fois qu'il s'en prenait physiquement à moi. Ça avait commencé par des giffles, puis les coups de poing et les coups de pieds avaient suivi. J'étais devenue une femme battue qui était terrorisée par les excès de violence de son mari. À l'époque, on n'en parlait pas autant qu'aujourd'hui. La femme battue devait trop souvent endurer son mal en silence. Il n'était pas question de prévenir la police, ni même d'en parler aux amis ou à la famille.

En s'en prenant à moi dans un endroit public, mon mari m'avait en quelque sorte facilité les choses. Je n'avais pas à l'accuser de quoi que ce soit puisqu'il avait affiché sa violence au grand jour. Les coups qu'il m'avait portés dans ma loge du Casa Loma étaient d'une telle force que j'avais dû être hospitalisée pour faire soigner mes blessures.

Comme à chaque fois qu'il me battait, Giuseppe me promit qu'il ne recommencerait plus jamais. Il me jura qu'il m'aimait et qu'il saurait me prouver son amour en redevenant l'homme doux et gentil qu'il avait été lors de nos fréquentations. Ces belles promesses ne duraient cependant que le temps qu'il était à jeun. Dès qu'il recommençait à boire, ses excès de colère refaisaient surface et il recommençait à s'en prendre à moi.

Ce n'était pas un homme foncièrement méchant et je crois qu'il était sincère lorsqu'il disait qu'il m'aimait. Je crois que l'échec de notre mariage est imputable au fait que nous n'étions tout simplement pas faits pour vivre ensemble. Nos trois mois de fréquentations ne nous ont pas permis de nous connaître suffisamment. Nous avons été déçus l'un par l'autre. Il me reprochait de consacrer trop de temps et d'énergie à ma carrière tandis que moi je l'accusais de ne pas essayer de me comprendre. Nos dialogues se transformaient trop souvent en querelles qui dégénéraient à leur tour en actes de violence.

Je sais que ce n'est pas facile pour un homme (ou une femme) de vivre aux côtés d'une vedette. Nous sommes constamment sollicités à gauche et à droite et nous ne sommes pas toujours disponibles pour répondre aux attentes de notre partenaire. Je ne pense pas cependant que ça puisse justifier l'utilisation de la violence.

En s'en prenant à moi de façon aussi irrationnelle et agressive au Casa Loma, mon mari était allé trop loin. J'étais décidée à réagir et à ne pas me laisser endormir par ses belles promesses. De toute façon, je n'avais plus vraiment le choix. Le climat de tension constante qui existait maintenant entre nous commençait à m'affecter sérieusement autant sur le plan personnel que professionnel. J'étais rendue si nerveuse et si angoissée que je craignais une rechute.

Et si mes vieux démons allaient en profiter pour revenir me hanter. Je me sentis obligée d'aller consulter des psychiatres pour m'assurer que je pourrais passer à travers cette nouvelle crise sans que ma santé mentale n'en soit affectée. J'ai même revu, à cette époque, le docteur Jean Sirois, ce neurologue qui m'avait opérée pour ma lobotomie. Tous me rassurèrent, en me disant que j'étais guérie et que, malgré les épreuves, je devais me montrer forte, car j'avais en moi les ressources nécessaires pour m'en sortir.

18

LA RUPTURE

Je tentai une ultime fois de «recoller les morceaux» avec mon mari, en espérant que les choses iraient mieux entre nous. L'intervention de mon père aida un peu. Il était venu spécialement de Québec pour parler à Giuseppe et lui faire entendre raison.

Tout se passa bien pendant quelques semaines. J'avais repris espoir de sauver mon mariage. Giuseppe avait encore, de temps à autre, des excès de colère, mais au moins il ne me frappait plus. Dévoré de jalousie à l'idée que des dizaines d'hommes me désiraient, chaque soir, pendant que je chantais sur scène, il ne ratait jamais une occasion de m'injurier et de me traiter de tous les noms. J'eus beau lui expliquer qu'il m'aimait mal et qu'il était beaucoup trop possessif, il s'enfermait dans une hargne incontrôlable qui risquait d'exploser à tout moment.

Les coups recommencèrent à pleuvoir, un soir, alors que je revenais du Casa Loma. J'eus si peur que je m'enfuis aussitôt de notre domicile pour aller me réfugier à l'hôtel. J'étais tellement terrorisée à l'idée que mon mari pourrait me retrouver et me faire du mal que je n'hésitai pas à me payer des détectives privés qui se relayaient, jour et nuit, au seuil de la porte de ma chambre. Ça me coûtait extrêmement cher et comme c'est moi qui payais déjà tout à la maison, j'avais de la difficulté à m'en tirer sur le plan financier.

Sans que je sache trop comment, Giuseppe m'obligea, par la loi, à retourner vivre avec lui. Je me croyais en réel danger de mort et pourtant je n'avais pas le choix. Je ne sais pas si mon mari aurait pu aller jusqu'à me tuer dans un excès de colère, mais on voit ce genre de crime passionnel se produire fréquemment et, curieusement, ce sont presque toujours des femmes ou des enfants qui en sont les victimes.

Inutile de vous dire que je n'ai pas été très bien reçue par mon mari, en retournant à la maison. Il m'observait sans cesse du coin de l'oeil, toujours prêt à bondir à la moindre de mes erreurs ou de mes faux pas. Je n'osais plus dire un mot, car il interprétait mal mes paroles et ça lui donnait de nouveaux prétextes pour m'engueuler.

Alors que je pensais qu'un mariage d'amour allait me délivrer à jamais de la souffrance et des humiliations que j'avais connues pendant mon internement, je me retrouvais dans une situation encore plus pénible. À la violence morale s'ajoutait maintenant la violence physique.

Mon calvaire prit fin de façon abrupte et plutôt inattendue lorsque mon mari m'annonça qu'il avait trouvé du travail dans l'Arctique et qu'il devait partir sur le champ. Son absence me donna le courage qui me manquait pour entreprendre des démarches en vue de faire annuler ce mariage qui était devenu pour moi un véritable enfer. J'avais rencontré, quelques jours auparavant, un homme qui m'avait promis de m'aider à reprendre ma liberté lorsque je serais vraiment décidée à agir.

Il s'agissait de monsieur Gérard Lévesque, un avocat de Québec qui était venu m'entendre chanter à Val-Morin. Je lui confiai après mon tour de chant que j'étais malheureuse avec mon mari. Je ne lui cachai rien des coups que j'avais reçus et du climat infernal que j'avais connu au cours des dernières années.

Il m'apprit alors que je pouvais faire annuler mon mariage sans trop de problème puisque j'étais «interdite» au moment de mon mariage. Tout ça avait un rapport direct avec mon internement dans un hôpital psychiatrique. Cette possibilité de mettre fin à mon mariage sans avoir à divorcer faisait mon affaire d'autant plus que j'étais une fervente catholique. Je quittai monsieur Lévesque sur cette note optimiste, me promettant bien d'aller le voir à son bureau de Québec dès que j'en aurais la chance.

Cette chance vint avec le départ précipité de mon mari pour l'Arctique. Je ne perdis pas une seconde et me rendis le plus vite possible à Québec, chez Mᵉ Lévesque. Il mit aussitôt les procédures en marche. Sa mort subite retarda quelque peu la bonne marche de mon dossier, mais un jeune avocat brillant du nom de Marcel Turgeon prit la relève et fit des miracles en obtenant l'annulation de mon mariage très rapidement et très efficacement.

Une convocation à Montréal avait suffi. Je me retrouvais à nouveau libre, sans mari pour venir troubler ma paix et me faire peur. Lorsque Giuseppe revint de l'Arctique, je ne le laissai même pas entrer dans notre domicile. Je le craignais tellement que j'avais même demandé à mes parents d'être présents.

Mis au courant de l'ordonnance du tribunal qui annulait notre mariage, il ne voulut pas quitter les lieux et s'entêta à rester devant la porte close de notre domicile. Je dus finalement faire intervenir les forces policières pour l'obliger à partir.

Il ne lâcha pas prise aussi facilement et tenta à plusieurs reprises de me convaincre de reprendre la vie commune avec lui. Même si je l'aimais encore et que notre séparation me faisait très mal, je savais que j'avais pris la bonne décision et je ne changeai pas d'idée. Peu à peu, Giuseppe a compris que j'avais raison et que nous n'étions pas faits pour vivre ensemble et il a accepté finalement l'inévitable. Nous nous étions beaucoup aimés et il garderait toujours une place dans mon coeur comme ce cher Olivier Guimond, mais je devais tourner la page.

À 34 ans, je me retrouvais à nouveau seule. La vie continuait. Déçue et marquée par ce que je considérais comme un échec personnel, je tentai de remonter la pente et de reporter toute mon attention sur ma carrière. Je ne pouvais cependant pas m'empêcher de me demander pourquoi je n'avais pas eu droit à cette part de bonheur que m'aurait apporté un mariage réussi.

Avec cet échec, je voyais disparaître aussi l'une de mes dernières chances d'avoir un jour un enfant. Un autre rêve brisé. Dans les jours de déprime qui suivirent l'annulation de mon mariage, il m'arrivait de m'imaginer à nouveau avec Giuseppe. Nous formions un si beau couple et nous avions tout pour être heureux. J'essayais de me figurer le genre de vie que nous aurions pu avoir si tout avait bien fonctionné entre nous.

Je rêvais d'une jolie petite maison avec des fleurs, remplie d'enfants qui tournoyaient autour de nous. Je me rappelais son beau sourire et ses yeux charmeurs et je pleurais. J'ai beaucoup pleuré à cette époque.

Pour oublier ma peine, j'acceptai de plus en plus d'engagements dans les différents cabarets de la province. Si le Casa Loma demeurait un endroit de prédilection où j'aimais bien me produire quand j'étais à Montréal, je voulais aussi rencontrer mon public qui vivait ailleurs au Québec. Partout, c'était le même accueil chaleureux et enthousiaste.

Je travaillais beaucoup, mais je n'étais pas toujours très bien payée. Je devais donner jusqu'à trois ou quatre spectacles par soir pour que ça soit intéressant financièrement pour moi. Je m'épuisais à chanter, mais j'aimais tellement mon public et surtout je voulais tellement continuer à vivre de mon métier que je ne me plaignais pas.

Habituée avant mon internement à chanter en compagnie de grands orchestres de *ballroom*, dans des salles magnifiques, il m'arrivait de plus en plus souvent de me retrouver dans un coin perdu de la province, dans un petit club de deuxième et troisième ordre, avec des musiciens plus ou moins professionnels qui n'arrivaient même pas à lire et à jouer correctement mes feuilles de musique.

Je devais faire beaucoup de concessions et je mettais un nombre incalculable d'heures à répéter avec eux mes plus grands succès qu'ils arrivaient finalement à jouer tant bien que mal par oreille. Je me privais d'ailleurs de renouveler mon répertoire de chansons aussi régulièrement que je l'aurais désiré. Avec ce genre de musiciens, ça aurait été une opération fort risquée et surtout très frustrante, car les résultats n'auraient sûrement pas été à la hauteur de mes attentes professionnelles.

À force de volonté et de patience, j'arrivais tout de même à conserver aux spectacles que je donnais en province une qualité comparable à celle que j'assurais à mon public montréalais, lorsque je chantais au Casa Loma, ou à celui de la ville de Québec, lorsque je donnais des spectacles Chez Gérard et à La Porte St-Jean.

Je ne me rendais pas compte alors que, malgré tous les petits problèmes que je rencontrais pour maintenir les critères d'excellence que je m'étais fixés, je vivais encore dans la période dorée des cabarets. Si l'on avait du coeur à l'ouvrage, si on était prêt à accepter des conditions de travail pas toujours faciles et si l'on ne refusait pas de s'éloigner des grands centres de temps à autre, on ne manquait, en effet, jamais de travail.

À la fin des années cinquante, presque chaque ville de la province avait sa boîte de nuit et sa petite scène de fortune où une chanteuse comme moi pouvait se produire. Le public se déplaçait encore en grand nombre pour venir nous entendre. Comme nos cachets n'étaient pas très élevés et que cette clientèle consommait beaucoup d'alcool, les propriétaires arrivaient à faire leurs frais et, finalement, tout le monde y trouvait son compte.

On a beaucoup raconté qu'à l'époque certains cabarets de la métropole étaient surtout fréquentés par des membres de la mafia qui n'hésitaient pas à nous intimider, nous les artistes, pour faire baisser nos cachets. On a raconté aussi que les bagarres n'étaient pas rares et que ça se terminait souvent dans le sang.

Rien n'est plus faux. Quand je lis tout ce qui se publie dans les journaux aujourd'hui et que je vois à la une de nos quotidiens des images montrant les résultats sanglants de différents règlements de compte reliés à la drogue, je constate que c'était plutôt calme dans les rues de Montréal et dans les cabarets à la mode, dans les années cinquante.

Je ne nierai pas que certains mafiosi étaient des clients réguliers de ces cabarets mais, loin de nous intimider, ils nous aidaient d'une certaine façon. En effet, lorsqu'un «parrain» était dans la salle et que ça se savait, laissez-moi vous dire que le reste du public se montrait particulièrement docile, poli et fort respectueux de la vedette qui donnait son tour de chant, ce soir-là. La majorité de ces mafiosi aimaient la belle musique et ils n'auraient pas toléré que quelqu'un d'un peu trop ivre vienne interrompre le spectacle.

Personnellement, je n'ai jamais eu à craindre quoi que ce soit de la part de ces gens. Ils étaient les premiers à venir m'applaudir, amenant souvent leur famille avec eux. On sortait beaucoup en couple à cette époque et il n'était pas rare que les enfants, qui étaient en âge d'entrer dans les «clubs» et de consommer de l'alcool, se joignent à leurs parents. C'est ainsi que l'on pouvait voir tout un clan familial réuni autour de deux ou trois tables. Les gens qui venaient à nos spectacles aimaient rire, chanter avec nous, s'amuser sans trop penser au lendemain.

La guerre était finie depuis plus de dix ans. La grande crise économique des années trente n'était plus qu'un mauvais souvenir. Les gens commençaient à mieux gagner leur vie. Les salaires étaient plus élevés alors que les prix restaient relativement bas. Après de trop nombreuses années de privation, les Québécois, comme le reste des habitants des pays industrialisés, avaient envie de se gâter un peu, de mordre à belles dents dans la vie et de consacrer plus de temps aux loisirs.

Ce sont ces gens qui venaient nous voir et nous entendre, surtout les fins de semaine. J'étais heureuse de pouvoir compter sur eux pour poursuivre une carrière qui avait repris sa vitesse de croisière avec ses hauts et ses bas, avec ses joies et ses peines...

19

LES ANNÉES DIFFICILES

Les années soixante allaient marquer le début d'une véritable révolution tranquille au Québec, tant sur le plan politique avec l'émergence de l'équipe libérale de Jean Lesage qui mettait fin à un règne de plusieurs décennies de Maurice Duplessis et de ses unionistes que sur le plan économique avec l'éclosion des petites et moyennes entreprises québécoises dont les propriétaires faisaient partie d'une nouvelle élite francophone des affaires.

Le milieu artistique n'allait pas échapper à tous ces bouleversements. Dans le domaine de la chanson, on assista à la consécration de plusieurs chansonniers (Claude Léveillée, Gilles Vigneault, Jean-Pierre Ferland, et un peu plus tard Robert Charlebois). De nouvelles vedettes de la chanson populaire atteignirent aussi des sommets de popularité à la fin des années soixante. Je pense ici à Michel Louvain, Pierre Lalonde, Donald Lautrec, Michèle Richard, Ginette Reno et plusieurs autres.

Des pionniers qui avaient marqué la scène artistique québécoise dans les années quarante et cinquante, il ne restait que moi, Félix Leclerc et quelques autres qui arrivaient difficilement à se faire une place dans les modes «yéyé» et «gogo».

La situation devenait d'autant plus précaire pour moi que j'avais franchi, en 1963, le cap des quarante ans et que je me sentais plus insécure face à mon avenir professionnel. J'étais pourtant toujours en demande dans différents cabarets de la province. Je continuais aussi à participer de temps à autre à des émissions de radio et de télévision et j'avais même un disque, produit par Roger Miron, qui recevait un bon accueil du public.

Tous ces contrats me permettaient de vivre, sans plus. Je pressentais de plus que les choses n'iraient pas en s'améliorant pour moi. L'ère des grands cabarets, qui attiraient des centaines de personnes tous les soirs, tirait à sa fin. Il y avait de moins en moins de ce genre d'établissements et ceux qui restaient tenaient difficilement le coup. Nos cachets s'en ressentaient et nos conditions de travail aussi.

Je refusais, malgré tout, de me laisser aller au découragement. J'aimais trop mon métier pour renoncer si facilement. Bien au contraire, je m'épuisais à répéter entre deux spectacles pour trouver constamment de nouvelles chansons et monter des spectacles/concepts avec différents thèmes. Je continuais aussi à dépenser mes maigres économies dans l'achat de robes pour que les gens ne soient pas déçus en venant à mes spectacles. Ils payaient pour voir et entendre une star et je voulais qu'ils en aient pour leur argent.

Je dépensais aussi une petite fortune pour me faire écrire des musiques et des arrangements spéciaux. Grâce à tous mes efforts, je pouvais affirmer sans rougir que malgré les ans, je n'avais pas perdu mon statut de vedette. Une «star», une vraie, ça ne s'éteint jamais. Si elle brille moins pour certains, elle continue à illuminer la vie de plusieurs autres qui l'aiment et qui ont besoin d'elle pour être heureux.

Les temps étaient durs, mais j'en avais vu d'autres depuis ma sortie de Saint- Michel-Archange et je savais que je devais poursuivre mon chemin sans remettre en question la carrière que j'avais choisie alors que j'étais encore une enfant.

Une seule fois, je m'étais laissée aller au découragement. C'était quelques mois après l'annulation de mon mariage. Il me semblait alors que tout allait si mal autant dans ma vie personnelle que professionnelle que je ne pourrais pas m'en sortir. J'ai décidé sur un coup de tête de tout laisser tomber et de partir pour l'étranger.

Je conservais un bon souvenir du séjour que j'avais passé en France pendant la guerre et j'avais envie de prendre un certain recul. J'étais tellement déçue de la tournure des événements pour moi au Québec qu'en partant avec mes grosses valises remplies de toutes les choses auxquelles je tenais le plus, je m'étais jurée de ne plus jamais revenir.

Je voulais faire le vide et recommencer ma vie ailleurs, dans une ville où on ne me connaissait pas et où personne ne pourrait m'accuser d'être une folle en liberté ou une vedette à son déclin. Mon choix s'était porté sur Paris. Je m'étais inscrite à l'Université de Paris pour y suivre des cours d'espagnol et perfectionner mes connaissances dans cette langue que je possédais déjà très bien.

Pendant mon séjour là-bas, j'ai habité à la maison du Québec avec M. Charles Gauthier et son épouse. Ils ont été très gentils envers moi, et surtout très compréhensifs. Mes premières semaines à Paris furent merveilleuses. Je redécouvrais avec plaisir tous les endroits que j'avais visités et aimés, une dizaine d'années auparavant.

Mais, peu à peu, l'ennui s'est emparé de moi. J'aimais trop le Québec et les Québécois pour les oublier aussi

facilement. Ma famille, mes amis, mon public me man-
quaient terriblement. Chaque fois que je téléphonais à mes
parents, ils me suggéraient de revenir au plus vite. Mon père,
surtout, insistait pour que je mette fin à mon exil.

— Ta place est ici, Alys, me répétait inlassablement mon
père. Reviens vite, ton public t'attend.

Je réalisai finalement que ma place n'était pas dans un
pays étranger où personne ne me connaissait. Chez nous,
j'étais une vedette et même si ce n'était pas toujours facile de
maintenir ce statut, je préférai revenir pour reprendre contact
avec mon public.

À mon retour, les tournées des cabarets reprirent de plus
belle. Puis ce fut une série de spectacles au Théâtre des
Variétés qu'avait racheté le populaire comédien Gilles Latulippe. Olivier Guimond y travaillait aussi, à l'occasion. Nous
n'avons cependant pas eu la chance de nous y croiser.

C'est à la fin des années soixante que je pris contact
avec un nouveau public qui me combla par sa chaleur et sa
fidélité. Il s'agissait des «gais» qui avaient désormais leurs
propres «clubs», réservés exclusivement à une clientèle
homosexuelle. Ils m'accueillirent à bras ouverts et me firent
une véritable fête partout où je chantais.

Tout avait commencé à Montréal, plus précisément à la
Rose Rouge, un club fréquenté par les «gais». Je dois dire que
j'étais un peu gênée et un peu émue, le soir de ma première.
Je ne savais pas trop à quoi m'attendre. Ces hommes allaient-
ils m'aimer? Allaient-ils plutôt se moquer de moi et me
chahuter? Mes craintes s'estompèrent dès que j'eus terminé
ma première chanson. Ma performance fut, en effet, saluée
par un tonnerre d'applaudissements. La partie était gagnée.

La fidélité de ce public «un peu spécial» ne s'est jamais
démentie au cours des vingt dernières années. Grâce à ce

support constant, j'ai pu travailler dans les années soixante-dix et continuer à donner des tours de chant sur des scènes adéquates. Partout ailleurs, c'était le désert. Les cabarets où je m'étais produite dans les années cinquante et soixante fermaient leurs portes les uns à la suite des autres. Les boîtes à chansons qui avaient pris leur place accueillaient des auteurs-compositeurs-interprètes qui n'avaient pas besoin de moi pour chanter leur répertoire. Enfin les grandes salles de spectacles où j'aurais pu me produire étaient tellement hors de prix que les producteurs préféraient y faire venir de grandes vedettes étrangères (Bécaud, Aznavour, etc.).

Les clubs «gais» n'étant pas encore suffisamment nombreux au Québec, je ne pouvais guère y chanter plus que quelques jours par mois. Ce n'était pas suffisant pour en vivre. Ma situation financière se dégrada peu à peu et lorsque j'eus grugé le peu d'économies qui me restaient, je dus me résigner, à ma plus grande honte, à avoir recours au bien-être social.

J'allais atteindre bientôt le cap de la cinquantaine et j'étais complètement démunie. La grande Alys Robi, qui avait séduit et ému plus de trois générations de Québécois, se retrouvait sans le sou, survivant à la petite semaine, grâce à ses chèques de bien-être social et à quelques rares engagements. Moi, qui avais toujours été si fière de pouvoir gagner ma vie grâce à mes talents artistiques, je me sentais très mal dans ma peau.

Que s'était-il donc passé pour que j'en arrive à une telle indigence? Je me posai de sérieuses questions et, une fois de plus, je remis tout en question. Est-ce que les années avaient altéré ma voix? Est-ce que mon style, le choix de mes chansons étaient si dépassés que plus personne ne voulait venir m'entendre chanter ?

Je compris, après mûres réflexions, que mon talent n'était pas en cause. Il n'y avait tout simplement plus de travail pour une chanteuse comme moi. Les discothèques, fréquentées par un très jeune public, prenaient toute la place et il n'était évidemment pas question que j'aille chanter dans ce genre d'endroits.

Le public plus mature, qui m'aimait encore, ne sortait plus (si on excepte les «gais»). Les couples dans la quarantaine et plus avaient changé leur mode de vie. Comme il n'y avait plus de cabarets avec spectacles pour les recevoir, ils restaient à la maison, obnubilés par un phénomène qui prenait de plus en plus d'ampleur: la télévision.

«Ma période noire» comme j'aime l'appeler dura presque cinq ans. Cinq années au cours desquelles je tentais désespérément de trouver des engagements en nombre suffisant pour laisser tomber ce fameux bien-être social qui m'humiliait tant. Je ne reproche rien à ceux qui en vivent et qui n'ont pas le choix de faire autrement, mais, pour moi, c'était une situation inacceptable. Tout en moi se révoltait contre cet état de fait.

Même si je tentais l'impossible pour que le grand public ne sache rien de mon infortune, la rumeur commençait à circuler dans le milieu artistique que je vivotais depuis un bon moment déjà et que j'avais beaucoup de difficulté à joindre les deux bouts.

Un jour, le célèbre lutteur Johnny Rougeau débarqua dans mon petit appartement avec les bras chargés de sacs d'épicerie. Mis au courant de ma piètre situation financière, il avait imaginé le pire. Croyant que je crevais littéralement de faim, il n'avait pas hésité à aller m'acheter de quoi manger pour au moins un mois.

Je ne pus m'empêcher de sourire devant un tel excès de générosité.

– Je n'en suis pas là Johnny... J'ai tout de même suffisamment de revenus pour manger trois fois par jour, lui dis-je, en le remerciant tout de même pour son grand coeur.

Toute la famille Rougeau, Johnny, Jacques et les autres, sont des êtres très bons qui savent donner sans rien attendre en retour. Johnny m'en a d'ailleurs fourni une autre preuve, un peu plus tard lorsqu'il est devenu propriétaire du cabaret Le Mocambo. Il s'est, en effet, empressé de m'engager, en me payant un bon prix et en me donnant les ressources nécessaires pour que je puisse donner un bon spectacle. Il en fut récompensé car j'ai obtenu un énorme succès et j'ai tenu l'affiche pendant un bon moment, revenant régulièrement dans son établissement et attirant chaque fois des foules de plus en plus importantes.

Ce succès relança d'ailleurs suffisamment ma carrière pour que je puisse laisser tomber le bien-être social. J'étais heureuse et fière de pouvoir subvenir à nouveau, seule, à mes besoins. Au même moment, des dirigeants de la compagnie de disques RCA Victor eurent l'heureuse idée de mettre sur le marché un disque contenant une compilation des plus grands succès d'Alys Robi.

Encore une fois, le public répondit bien à cette initiative et le disque se vendit très bien, me permettant ainsi de continuer sur ma lancée. La promotion de mon disque m'a donné aussi l'occasion de parcourir, une nouvelle fois, la province et de participer à de nombreuses émissions de radio et de télévision.

Après avoir passé cinq longues années dans un oubli presque total, je renouais avec beaucoup de plaisir, au milieu des années soixante-dix, avec le succès. J'étais surtout heureuse de pouvoir reprendre ce métier que je continuais à aimer par-dessus tout.

ÉPILOGUE

— Mesdames et messieurs, veuillez accueillir avec une bonne main d'applaudissements... madame... Alys Robi.

Comme toujours, Jean-Pierre Coallier m'avait reçue à son émission *AD LIB* avec tous les égards dus à une véritable star. Que ce soit aux émissions qu'il anime sur les ondes de CFTM ou à celles qui sont diffusées à la station CIEL FM dont il est le propriétaire, monsieur Coallier a toujours encouragé le talent québécois d'expression française. Il mérite pour cela la gratitude de tous les artistes du Québec. Sous ses dehors parfois mordants, c'est un homme au grand coeur qui cache une sensibilité à fleur de peau.

Il a toujours affiché le plus grand respect à mon égard. C'est un homme qui m'estime parce qu'il sait comment j'ai souffert pendant mon long internement à Saint-Michel-Archange. Je crois qu'il me respecte aussi pour l'acharnement que j'ai toujours démontré à poursuivre ma carrière envers et contre tous.

Ce soir-là, à l' émission *AD LIB*, il y avait parmi les autres invités le célèbre Alain Morisod, du groupe suisse Sweet People. Il était en coulisse pendant mon entrevue avec Jean-Pierre Coallier et il a, semble-t-il, été très impressionné par le récit de ma vie et de ma carrière.

Il me raconta plus tard qu'il ne s'attendait pas du tout à rencontrer un genre de femme comme moi qui, à l'âge où d'autres ont déjà pris une retraite bien méritée, se bat encore pour faire son métier de chanteuse. Il me confia du même coup qu'il avait bien aimé ma voix et qu'elle conservait une vigueur et une justesse étonnantes que le temps n'avait pas altérées.

Avec son doigté et sa délicatesse habituels, Alain me laissa aussi entendre qu'on lui avait présenté une image de moi complètement faussée. Comme j'insistais pour en savoir plus, il m'avoua finalement que certaines personnes l'avaient carrément mis en garde contre moi. J'imaginais aisément les propos que l'on avait pu lui tenir à mon sujet.

«Vous savez... cette femme a déjà été internée à Saint-Michel- Archange. Elle est un peu dérangée... Il faut prendre garde à ses réactions imprévisibles... Elle peut même être dangereuse.»

Je n'en revenais tout simplement pas que près de quarante ans après ma sortie d'un hôpital psychiatrique, je puisse porter encore l'étiquette, le tatouage devrais-je dire, d'une «folle» en liberté surveillée.

Heureusement qu'il y a des gens comme Jean-Pierre Coallier et Alain Morisod pour voir au-delà des préjugés et ne pas se méprendre sur l'extrême sensibilité et surtout la très grande vulnérabilité d'une femme qui a dû se battre pour conserver la dignité de pouvoir gagner sa vie dans le métier qu'elle avait choisi.

Depuis cette première rencontre, qui a eut lieu en 1987, Alain Morisod est devenu un ami fidèle et il m'en a donné pour preuve une magnifique chanson, *Laissez-moi encore chanter,* qu'il a écrite spécialement pour moi et que j'ai endisquée il y a un an.

Seulement deux mois après son retour à Genève, il m'a téléphoné pour m'apprendre qu'il avait été si impressionné par ma prestation à *AD LIB* qu'il s'était juré alors de m'écrire la plus belle chanson de ma vie.

    – J'ai composé quelque chose de beau pour vous, me dit-il au téléphone. Écoutez bien...

    Il m'a alors fredonné *Laissez-moi encore chanter*. J'ai trouvé ça sensationnel. Ce fut le grand coup de coeur d'Alain Morisod pour Alys Robi. Tout s'est enchaîné très rapidement par la suite. J'ai enregistré cette chanson qui a été ajoutée à un microsillon qui contenait déjà quelques-uns de mes plus grands succès et qui a été mis sur le marché, un peu avant les fêtes de l'année dernière. J'ai adoré travailler avec Alain Morisod et j'espère bien renouveler l'expérience, un jour prochain.

    La mise en marché de ce disque et la tournée de promotion qui n'a pas manqué de suivre m'a donné l'occasion de faire énormément de télévision. On m'a vu partout au cours de la dernière année. Mon disque a aussi beaucoup tourné dans les différentes stations de radio de la province. À 67 ans, Alys Robi refaisait surface une nouvelle fois grâce au succès obtenu par une merveilleuse chanson.

    C'est avec beaucoup d'émotion et de joie que j'ai pu constater que le grand public ne m'avait pas oubliée. Des événements comme le Téléthon de la paralysie cérébrale auquel j'ai participé (à Québec et à Montréal) m'ont confirmé que j'avais toujours ma place dans le showbiz québécois. Partout les réactions ont été extrêmement positives envers moi.

    C'est réconfortant de constater qu'à l'aube des années 90 je sois encore là avec des projets plein la tête. Si cette remontée soudaine de ma popularité a de quoi me réjouir, je tiens cependant à préciser que j'ai l'intention de m'en servir pour défendre les gens et les idées qui me tiennent vraiment à coeur.

Je veux, en fait, utiliser cette plus grande visibilité que j'ai ces temps-ci dans les médias pour faire la promotion de la Fondation «LES AMIS D'ALYS ROBI», laquelle sera consacrée à la défense des droits des malades mentaux qui tentent une réinsertion dans la société, après un internement plus ou moins long.

Alors que j'ai consacré les années quatre-vingt à me battre pour la construction du «Chez-nous des artistes» (il a ouvert ses portes en 1985 et il loge des artistes souvent âgés ou ayant de faibles ressources financières et leur permet ainsi de finir leurs jours dans la dignité), je suis maintenant prête pour mener une autre croisade.

Ceux qui me connaissent bien savent que je suis tenace et que lorsque j'ai un projet en tête, je vais jusqu'au bout. Ça aura pris trente ans de ma vie pour concrétiser mon rêve d'une maison pour les artistes. J'avais commencé à y penser à la fin des années cinquante, en fréquentant certains artistes qui se retrouvaient complètement isolés à la fin de leur carrière, ayant consacré leur vie à leur métier et n'ayant pas ou plus de famille pour meubler leur solitude.

J'avais vu si souvent de grands artistes, autrefois adulés des foules, mourir dans le dépouillement le plus total, loin des bravos et des feux de la rampe, que je m'étais dit qu'il fallait faire quelque chose pour eux.

J'en avais même parlé, à l'époque, à madame Jeanne Sauvé qui était à ce moment-là secrétaire générale de l'Union des Artistes. Elle s'était montrée très sensible à mes arguments et avait promis de faire quelque chose pour m'aider dans mon projet.

Ce que je voulais d'abord et avant tout en proposant la construction de cet immeuble, c'était de pouvoir fournir aux artistes qui le désiraient un endroit agréable où ils pourraient finir leurs jours entourés d'amis qui avaient fait le même métier qu'eux, partagé les mêmes émotions, les mêmes joies et les mêmes déceptions. Je voulais aussi qu'ils puissent mieux combattre l'ennui qui nous guette tous, lorsque nous arrivons à un certain âge et que nous n'avons personne pour s'occuper de nous et nous accorder un peu de temps.

Je suis fière d'avoir pu contribuer à la construction du «Chez-nous des artistes». J'y habite d'ailleurs aujourd'hui et, chaque jour, je peux y croiser des artistes dont plusieurs sont à la retraite et qui se retrouvent avec beaucoup de plaisir dans la grande salle commune pour partager des souvenirs ou passer le temps en agréable compagnie.

Si les artistes vieillissants et solitaires avaient besoin de ce genre d'aide, que dire de ceux et celles qui ont souffert, à un moment donné dans leur vie, de maladie mentale et qui, une fois guéris, doivent essayer de reprendre leur place dans une société qui ne les comprend pas et qui, souvent, les accepte mal.

Mon hospitalisation, même si elle remonte à la fin des années quarante, a tellement été publicisée que je suis devenue un peu malgré moi une sorte de modèle pour tous ceux et celles qui comme moi, ont eu, un jour, à se battre pour leur réinsertion sociale. Il m'arrive encore régulièrement de recevoir des appels, parfois désespérés, de personnes qui ont eu des problèmes mentaux et qui tentent de survivre dans un monde qui les ignore et qui refuse de leur venir en aide pour toutes sortes de raisons.

L'une de ces raisons est le manque d'information qui prévaut au sujet des maladies mentales et de ceux et celles qui en sont victimes. Pour que les préjugés diminuent et finissent par disparaître complètement, il faut que les gens dits «normaux» se rendent compte qu'ils ne sont pas à l'abri de ce genre de maladies et que si jamais ça leur arrive, ils seront bien heureux d'avoir de l'aide.

Le problème est grave et il faut que la société se montre plus tolérante envers ces ex-malades qui ne demandent qu'à avoir la chance de s'en sortir. Le manque de ressources financières, le rejet de leur famille et de leur entourage immédiat, le manque de soins adéquats une fois qu'ils sont sortis d'une institution sont autant de problèmes qu'il faudra résoudre de toute urgence pour améliorer les conditions de vie et par le fait même, les chances de rémission complète des ex-malades mentaux.

La Fondation «Les Amis d'Alys Robi» s'est donné comme mission de venir en aide à tous ces gens qui sont particulièrement démunis. Je suis actuellement à créer une équipe de spécialistes qui m'aideront à trouver des fonds, des personnes ressources, des lieux d'hébergement pour tous ces malades qui sont supposément guéris mais qui risquent de connaître de graves rechutes si on ne leur vient pas en aide.

Il faut, comme moi, avoir entendu au téléphone une voix désespérée qui hurle son désarroi dans la nuit et qui menace de se suicider, pour comprendre l'urgence d'agir. Ces gens comptent sur moi et sur tous ceux et celles qui accepteront de donner de leur temps et de leur argent pour leur permettre de s'en sortir.

Je suis confiante de relever avec succès ce nouveau défi, car je ne suis pas seule. Des gens de tous les milieux ont déjà commencé à me faire savoir que je pourrai compter sur eux, le moment venu. Une vaste campagne d'information sera bientôt lancée à travers la province pour sensibiliser le grand public à la situation parfois tragique de centaines de malades mentaux qui se retrouvent complètement abandonnés à la fin de leurs traitements psychiatriques.

Des contacts avec les différents niveaux politiques (fédéral, provincial et municipal) ont déjà été faits et les premières réactions vis-à-vis de ma Fondation sont très encourageantes.

J'ai bien l'intention d'aller jusqu'au bout parce que je veux que le malade mental soit vraiment guéri quand il sort de l'hôpital. Je veux aussi qu'il puisse se réhabiliter le mieux possible dans des conditions idéales pour qu'il reprenne au plus vite son statut de citoyen «normal». Il mérite de pouvoir vivre comme tout le monde. Le malade mental, une fois guéri, n'est pas une menace pour qui que ce soit. Ce n'est pas une méchante personne dont il faut se méfier. Je voudrais tellement que l'on donne de l'espoir à tous ceux et celles qui en ont si besoin. Il faut faire quelque chose de concret pour remédier à la situation.

La maladie mentale est un défi à notre conscience collective. Ce n'est pas le défi d'une seule femme, mais bien celui de tout un peuple qui assurera sa propre survie en prenant soin de ses citoyens les plus vulnérables.

FIN

ANNEXES

«Je n'ai pas inventé de rythme,
pas coulé de vers
avec des mots nouveaux.
J'ai dit des choses redites,
j'ai repris la simple parole qui flottait,
le soir, le long des toits.
Je n'ai jamais volé
que mes instants de chances.
Je n'ai jamais volé
que le temps qui passait.
Mes poches sont percées.
Mais je garde en secret le coquillage bleu
du fond de mon enfance.»

Francis Blanche

**Prière de St-François d'Assise
Fondation «Les amis d'Alys Robi»**

Seigneur, fais de moi
Un instrument de paix.
Là où est la haine, que je mette la paix.
Là où est l'offense, que je mette le pardon.
Là où est la discorde, que je mette l'accord.
Là où est l'erreur, que je mette la vérité.
Là où est le doute, que je mette la foi.
Là où est le désespoir, que je mette l'espérance.

Cette prière devient celle de la Fondation «Les amis d'Alys Robi».

Pour Alys Robi

Ma chère Alys,

Chaque fois que je pense à toi, je te revois sur la scène du théâtre Cambrai, à Québec, où tu chantais entre les projections de film. J'étais alors étudiant au Séminaire de Québec, et j'étais allé te voir un jeudi après-midi, jour de congé.

Tu avais quoi à l'époque... seize ans? Et tu étais belle... belle comme le premier jour du monde. Et tu chantais déjà comme une grande... Avec une classe, un entrain et un charme inouïs.

De terribles épreuves ont par la suite obscurci le ciel de ta superbe joie de vivre. Mais ta force d'âme était telle que tu es parvenue à vaincre le destin. Et je suis sûr que tu dois trouver aujourd'hui une raison d'être encore heureuse dans l'affection que toute la nation québécoise a pour toi dans son coeur. Ce qui inclut, bien sûr, la famille de tes camarades artistes.

Je reviens à tes seize ans et à mon souvenir du théâtre Cambrai. En t'écoutant alors chanter, je pensais aux vers de Victor Hugo:

«Il semble, en vous voyant si parfaite et si belle,
Qu'une pure musique, égale et solennelle,
De tous vos mouvements se dégage en marchant;
Les autres sont des bruits... vous, vous êtes un chant.»

Je suis sûr que le grand poète aurait écrit ces vers exprès pour toi s'il t'avait vue avec mes yeux.

Je t'embrasse comme du bon pain.

Ton vieux camarade qui t'admire
toujours comme au temps de sa jeunesse,

Doris Lussier

Laissez-moi encore chanter

C'est à la faveur d'une rencontre sur le plateau de l'émission «Ad Lib» avec le compositeur suisse Alain Morisod que ce dernier, profondément touché par la forte personnalité d'Alys Robi et son incroyable carrière, décida de lui composer une chanson «sur mesures» qui raconterait tout simplement... sa vie.

Un véritable «coup de coeur»! Sur la base de ce qu'Alys avait confié ce soir-là à Jean-Pierre Coallier, il écrivit avec son frère Maurice et Jean-Jacques Egli, son complice du groupe Sweet People, la chanson-titre de cet album *Laissez-moi encore chanter*.

Alain nous confie: «Un personnage extraordinaire, Alys Robi! Tour à tour émouvante, extravagante, démesurée mais avant tout généreuse, elle EST star de tout son être. Sa vie, parsemée de succès éclatants et de revers tragiques – qui l'ont marquée à tout jamais – m'ont donné envie de rendre hommage au courage et à la ténacité d'un être qui n'a jamais renoncé, et qui triomphait déjà à travers le monde alors que le métier québécois balbutiait.

Je n'oublierais jamais l'émotion que j'ai ressentie, un soir d'octobre, dans un petit studio montréalais, en enregistrant cette chanson avec Alys. À la dernière phrase, elle me dit: «Tu sais Alain, j'ai vraiment donné tout ce que j'ai!» Et c'était vrai. Écoutez-la, et vous comprendrez...

Alys Robi célèbre ses soixante ans de vie artistique, et si durant ces dernières années on l'avait peut-être un peu oubliée, elle se rappelle à notre bon souvenir avec *Laissez-moi encore chanter*, une chanson où elle peut donner la pleine mesure de son immense talent d'interprète à la sensibilité «à fleur de peau»... un véritable cri du coeur!

«Laissez-moi encore chanter»? Alors chantez, madame Robi, et surtout chantez encore longtemps, très longtemps!

Laissez-moi encore chanter

Paroles: Maurice Morisod et Jean-Jacques Egli
Musique: Alain Morisod

1er couplet:
Vous mes amis qui êtes là ce soir
Vous m'apportez la joie et tant d'espoir.
Je suis heureuse de vous retrouver,
Pour moi le temps n'a rien changé,
Depuis toujours j'ai chanté le bonheur
Pour mettre un peu de soleil dans vos coeurs.
Et s'il vous réchauffe encore aujourd'hui
Alors j'ai réussi ma vie.

1er refrain:
Laissez-moi encore chanter. Laissez-moi encore rêver
À ces années dorées qui m'ont tout apporté.
Laissez-moi encore chanter. Laissez-moi encore rêver
Au son des mélodies qui ont bercé ma vie.
J'ai parcouru le monde entier,
Des hommes ont voulu me garder
Mais mon coeur ne battait que pour vous.
Laissez-moi encore chanter. Laissez-moi encore rêver.
J'ai tout au fond de moi
Tant de choses à donner.

2e couplet:
Vous mes amis qui êtes là ce soir,
Fidèl' comm' au premier temps de ma gloire,
Si je suis revenue sur cette scène
C'est pour vous dire que je vous aime.

Parlé: *Oui je vous aime et depuis si longtemps,*
Depuis le temps béni de mes vingt ans.
Chanté: *J'ai tout quitté pour suivre votre amour*
Et c'est pourquoi que chaque jour.

2e refrain:
Laissez-moi encore chanter. Laissez-moi encore rêver
À ces années dorées qui m'ont tout apporté.
Laissez-moi encore chanter. Laissez-moi encore rêver
Au son des mélodies qui ont bercé ma vie.
Puis au moment du grand départ,
Dans un tout dernier au revoir
Je dirai: «O Seigneur, s'il vous plaît,
Laissez-moi encore chanter. Laissez-moi encore rêver
Une dernière fois. Avant de m'en aller.

Les choeurs: *Laissez-la encore chanter.*

Alys: *Laissez-moi encore chanter.*

La La La... et en diminuant.

Un long cri dans la nuit

Texte et musique: Christine Charbonneau
Sur une idée de Alys Robi

1er couplet:
Un cri de désespoir – un long cri déchirant
Un cri là dans la tête que personne n'entend
Être seule à souffrir, se sentir rejetée
Privée de l'avenir
Coupée du monde entier
Quand le coeur nous fait mal
De notre confusion
Souffrir plus que personne
De l'incompréhension
Se sentir démunie comme un petit enfant
Qui implore et supplie
Folie-Folie, va-t'en.

Refrain
Un long cri dans la nuit
Un cri d'espoir
Guérir de cette folie, sortir du noir
Comme une victoire, une rémission
Aidez-moi à fuir ma prison
Un cri du coeur pour toucher les amis
Qui n'ont plus peur
S'il vous plaît, tendez-moi la main
Je ferai ma part du chemin
Ensemble on passera au travers
Vers la lumière.

2e couplet
La maladie mentale attaque aveuglément
C'est un terrible mal
Qui surprend bien des gens

Pourtant vous mes amis
Lorsque vous m'écoutez
Vous mettez à l'écart
Vos peurs, vos préjugés
Vous ouvrez votre coeur
À la compréhension
Qui ouvre aussi
La voie à notre guérison
Rien n'est jamais perdu
De toutes vos bontés
Rien n'est jamais perdu
Pour qui sait nous aimer.

Au refrain

Coda avec les choeurs

S'il vous plaît
Tendez-nous la main
On f'ra notre part du chemin
Ensemble on passera au travers
Vers la lumière
Tendez-nous la main
Tendez-nous la main.

Ensemble on passera au travers
De cet enfer.
Un long cri dans la nuit
Un cri du coeur
Pour toucher les amis
Qui n'ont plus peur
S'il vous plaît tendez-moi la main
Je ferai ma part du chemin
Ensemble on passera au travers
Vers la lumière
Un pas de plus vers la raison

TABLE DES MATIÈRES

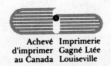

Achevé   Imprimerie
d'imprimer Gagné Ltée
au Canada Louiseville